JN206310

わかりやすい子どもの保健
新カリキュラム対応

米山　岳廣【監修】

【執筆】
宮本　茂樹
所　　敏治
宮川　三平

文化書房博文社

はじめに

　言うまでもなく、子どもは、私たちにとって、次世代を担う大切な存在です。しかし、毎日のように報道される児童虐待は、増加の一途をたどっています。また、「子ども食堂」活動に見られるように、子どもの貧困も新たな社会問題となっています。

　子どもの保健では、子ども達がいかに健やかに成長・発達するために、保育者、教育者、保護者など私たちが何をすべきかを学ぶことになります。

　さて、聖徳大学短期大学保育科は、1965年国分義行東京慈恵会医科大学名誉教授により創設された我が国最初の短期大学保育科です。その後1990年には、大学が併設され、児童学部児童学科が誕生しました。そして現在にいたるまで、多くの優秀な教育者、保育者を輩出してまいりました。半世紀以上に及ぶ伝統と質の高い教員、保育者養成にかかわっている聖徳大学では、独自のテキストを作りたいという機運が盛り上がり、2010年に「わかりやすい子どもの保健」が刊行されました。その基本的なコンセプトは、国分義行先生の後任である東京慈恵会医科大学名誉教授　森彪先生の聖徳大学・通信教育部のテキストに流れる子どもに対する深くいつわりのない愛情と子どもを愛しむ保護者の対する礼賛・敬愛する精神です。監修は北里大学副院長から聖徳大学に赴任された松浦信夫教授と八王子保育専門学院長の米山岳廣先生にお願いいたしました。執筆は、国分義行先生・森彪先生と松浦信夫先生の流れを組む先生方が担当されました。

　2019年4月より開始される保育士養成課程の新カリキュラムに対応するため、今回テキストをリニューアルすることになりました。今回の新しいカリキュラムでは、新たに「子どもの健康状態の把握」「他職種間の連携・協働の下での 適切な対応」などが追加されました。保育者として、大切なお子様をお

預かりするため、子どもの健康状態の把握と多職種との連携・協同などしっかり学ぶようにしたいものです。また、心の発達や精神に関する項目は、「子どもの心理」で勉強することになったため、削除されました。執筆者は、新カリキュラムを反映しつつ最新の知見を盛り込むよう工夫いたしました。

　また各章の始めに、各章で学ぶねらいを記して、学生の皆様の学びの助けとなるようにいたしました。各章の終わりには、各章での学習成果を確認するための小テストを記しました。この小テストは、保育士国家試験で求められる知識を反映させるように作成されています。

　このテキストが、学生の皆様の学びのヒントになればと思っております。どうぞしっかり学び、考えて、素晴らしい教育者、保育者となっていただきたいと願っております。

（2019 年 3 月　執筆者一同）

目　次

はじめに　……………………………………………………………………　iii

第1章　子どもの保健の意義　…………………………………………………　1

　1．子どもの保健とは　………………………………………………………　1

　2．子どもの保健の範囲　……………………………………………………　2

　3．現在の社会における子どもの健康に関する現状と課題　………………　2

第2章　生物としてのヒトの成り立ち　………………………………………　5

　1．ヒトは生理的早産で生まれる　…………………………………………　5

　2．生理的早産のハンディを克服するための子どもの戦略とは　…………　7

　3．遺伝子の発見　……………………………………………………………　10

　4．脳神経細胞の特徴とは　…………………………………………………　10

　5．赤ちゃんはなぜ人見知りするのでしょうか？　………………………　13

　6．ヒトは、なぜ1歳頃一人で立つことができるようになるのでしょうか？　…　13

　7．ピアジェの遊びの発達とは？　…………………………………………　14

第3章　子どもの発育　…………………………………………………………　15

　1．発育の評価　………………………………………………………………　16

　2．発育の評価の方法　………………………………………………………　18

　3．発育速度　…………………………………………………………………　24

第4章　子どもの生理機能の発達　……………………………………………　27

　1．体温　………………………………………………………………………　28

２．呼吸 ………………………………………………………………………… 29

３．脈拍 ………………………………………………………………………… 30

４．血圧 ………………………………………………………………………… 31

５．免疫 ………………………………………………………………………… 32

第5章　子どもの健康状態の把握 ………………………………………… 34

１．健康状態の観察と体調不良児の早期発見 ………………………… 34

２．発育及び発達状態の把握と健康診断 ……………………………… 37

３．保護者との情報の共有 ……………………………………………… 37

第6章　子どもの病気：感染症 …………………………………………… 40

１．ウイルス感染症 ……………………………………………………… 40

２．細菌感染症 …………………………………………………………… 49

第7章　子どもの病気：アレルギー疾患 ………………………………… 55

１．食物アレルギー ……………………………………………………… 55

２．気管支喘息 …………………………………………………………… 59

３．アトピー性皮膚炎 …………………………………………………… 62

第8章　子どもの病気：血液疾患、悪性腫瘍 …………………………… 63

１．血液疾患 ……………………………………………………………… 63

２．悪性腫瘍 ……………………………………………………………… 65

第9章　子どもの病気：循環器疾患、呼吸器疾患 ……………………… 68

１．心臓疾患 ……………………………………………………………… 68

２．呼吸器疾患 …………………………………………………………… 71

第10章　代謝・内分泌・神経疾患 ………………………………………… 74

　1．代謝・内分泌疾患 ……………………………… 75

　2．神経疾患 ………………………………………… 76

第11章　子どもの病気：消化器疾患、腎臓疾患 ……………………… 79

　1．消化器疾患 ……………………………………… 79

　2．腎臓疾患 ………………………………………… 80

第12章　子どもの病気（感染症）の予防 ……………………………… 83

　1．感染症の成立～発病 …………………………… 83

　2．予防接種 ………………………………………… 84

　3．感染予防のための生活習慣 …………………… 86

第13章　子どもの病気の早期発見 …………………………………… 87

　1．新生児マススクリーニング（先天性代謝異常症） ………… 89

　2．学校健診 ………………………………………… 91

第14章　子どもの栄養と健康について ……………………………… 95

第15章　保育環境整備について ……………………………………… 108

　1．温度・湿度 ……………………………………… 108

　2．換気 ……………………………………………… 108

　3．床（保育室・廊下など）の清掃 ……………… 109

　4．日常の清潔と清掃 ……………………………… 110

　5．手洗い場 ………………………………………… 110

　6．トイレ・沐浴場 ………………………………… 110

7．タオル ………………………………………………………… 111

8．歯ブラシ ……………………………………………………… 111

9．おもちゃ ……………………………………………………… 111

10．テーブル・いす ……………………………………………… 111

11．ふきん ………………………………………………………… 112

12．ベビーベット・布団・カバー・シーツ類 ………………… 112

第16章　児童福祉施設（保育現場）における衛生管理

　　　　標準的感染予防と感染経路別の感染予防 ………………… 113

第17章　保育現場における安全対策と事故防止

　　　　（CDC の安全で健康な保育環境の維持より抜粋）……………… 117

1．子どもを自宅に帰す時 ……………………………………… 117

2．子どもを車で運ぶ時 ………………………………………… 118

3．火災、化学物質による災害、その他の災害時の避難計画と訓練 …… 119

4．電気設備と差し込み口 ……………………………………… 119

5．階段と廊下 …………………………………………………… 120

6．屋内の家具と設備 …………………………………………… 121

7．屋外の遊びと遊具、プール ………………………………… 121

8．小物と小さなおもちゃ ……………………………………… 122

9．武器 …………………………………………………………… 123

10．水温 …………………………………………………………… 123

11．熱と紫外線の影響 …………………………………………… 124

12．ペット ………………………………………………………… 125

第 18 章　母子保健対策と保育 ································· 127

　1．国と地方自治体のしくみ ····························· 127

　2．主な母子保健行政サービス ························· 127

　3．妊産婦と乳幼児の健康診査

　　　　（市町村、市町村から委託された医療機関）···················· 130

　4．子どもの療養援護 ····························· 132

　5．医療対策など ····························· 133

小テスト　解答集 ································· 134

索引 ··· 142

第1章　子どもの保健の意義

1．子どもの保健とは

　子どもの保健とは、子どもの身体的、精神的な健康を増進させる活動を指している。1970年代の子どもが死亡する原因は、肺炎・気管支炎、急性胃腸炎などの急性疾患であった。その頃の子どもの医療は、ひたすら「治療医学」に力が注がれていた。その後、抗生物質の開発や、翼状針・ベニューラ針（点滴や静脈注射の針）を初めとした治療機器、検査・診断機器の開発に伴い、小児科医に少し余裕が出来てきた。そのため、医療の方向は、「治療医学」から「予防医学」へと力点が移ってきた。すなわち、病気の治療から、病気にかからないような予防に努力が向けられるようになり、さらに現在では、健康増進、すなわち「建設医学」へと意識が高まってきている。

　1948年に制定された世界保健機関（WHO）の保健憲章の前文に、健康を以下の様に定義している。すなわち、「健康とは、完全に、身体、精神、及び社会的によい（安定な）状態であることを意味し、単に病気でないとか、虚弱でないということではない」とされている。したがって保健活動は、体のみならず心や生活環境も向上を含めた総合的なものであるといえる。

　子どもは、常に成長・発達を続けるという特性があり、やがて健全な成人になって、健全で平和な社会を作ることに貢献する存在になる。この過程のうち、「小児科学（子どもの医療）」は、このうち病気の原因を追及し、治療する役割を担っているといえるだろう。これに対し、「子どもの保健」は、健全な成長・発達ができるように、子どもを見守りながら、健康のための生活活動を教育し、指導していくことを目指している。したがって、「小児科学」と「子どもの保健学」は、子どもの健康を守るための、車の両輪のような科学と考え

られる。

２．子どもの保健の範囲

　我が国の「児童福祉法」や国際的な「児童権利宣言」においては、児童を満18歳未満と定義している。実際の医療現場では、我が国においては、15歳未満（中学３年生まで）の子どもは、病院を初診したとき、小児科にかかるようになっている。現実的には、出生前期から始まり、新生児期、乳児期、幼児期、学童期から思春期までの生理機能、運動機能、精神機能の発達など、幅広い対応が必要である。具体的には、出生前期から思春期までの成長、発達、栄養、病気と事故、疾病の予防と保健指導、小児保健行政などに分けられる。

　学校教育法の改定に伴い、平成30年に幼稚園教育要領及び保育所保育指針が改定され、併せて保育士養成課程のカリキュラムも見直された。「子どもの保健ⅠⅡ」は「子どもの保健」（講義２単位）に統合された。内容では、新たに子どもの健康状態の把握の理解が追加された。

３．現在の社会における子どもの健康に関する現状と課題

（１）少子化と出生体重の低下

　今までに我が国が経験したことのない、少子化と高齢化社会を迎えている。老人を支える若者の比率は、どんどん低下し将来は１人の若者が１人の老人を支えなければならない日が来ると言われている。合計特殊出生率は、平成29年度は1.43となお低値であり、人口の減少のため、出生の絶対数は減少している（図）。また、年々平均出生体重は減少し、平成28年度では、男3,050g、女2,960kgとなった。女児で3,000g未満に低下した。出産する女性の高齢化もあるが、栄養の偏り、やせ願望が背景にあり、妊婦の適切な栄養摂取が求め

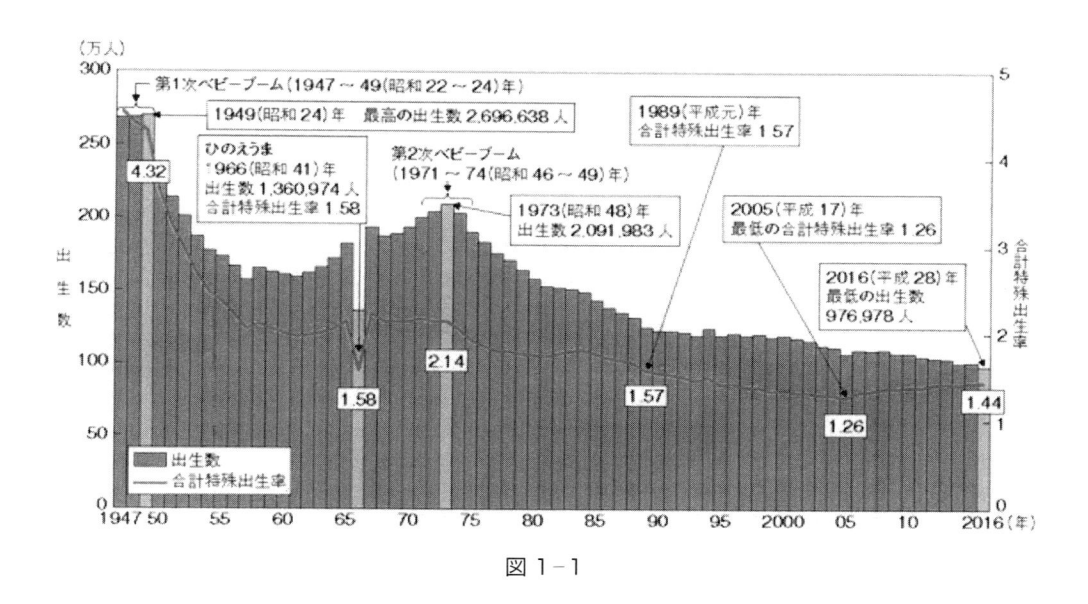

図1-1

られている。

　子どもを欲しい女性がいる反面、安心して子育てをする保育所不足の問題、子ども手当を含めた経済的な問題、出産後の仕事復帰への問題など、安心して子育てが出来る環境の整備が必要である。国は、この問題に対し、政策として、真剣に子どもを増やすような施策をとる必要がある。

（2）児童虐待の増加

　児童虐待は、急速に増加してきている。夫婦が自分の子どもを健全に育てることは、最も基本的な、社会的な義務と考えられる。子育て期間は、親は自分たちのやりたいことや都合をある程度我慢して、子育てに専念しなければならない。けれども、なかなか親の都合で、子どもたちの行動を支配しているように思える状況もみられる。保育・幼児教育に携わる人たちは、この問題を深刻に考え、子どもの保護者である夫婦を含めて支えなければならない。

表 1-1　虐待の特徴

身体的虐待	殴る、タバコの火を押しつける、強く揺さぶるなど外傷が生じるような行為
ネグレクト	食事を与えない、危険から守らない、不潔なまま放置するなど養育の拒否や怠慢
心理的虐待	バカ、死ね、殺すぞ、生まれてこなければよかったのに、などの暴言で心的外傷を与える
性的虐待	わいせつな行為や、ポルノを見せるなど年齢に不適切な刺激を与える

（3）予防医学の促進

　ワクチン接種で多くの子どもを病気から守ることが出来る。日本小児科学会・日本小児保健学会は、ワクチン接種で守れる病気を徹底的に進めようと国に働きかけをしている。ワクチン行政は、先進国の中で非常に遅れており、20年前から世界で行われていた、インフルエンザb桿菌（ヒブ）ワクチン、肺炎双球菌ワクチンの接種が始まったのは、ごく数年前である。この間、数千人の子どもの命が失われ、または高度の合併症に、若い親たちは苦しんでいる。公費で行えるワクチンの数も限られている。

　子どもへの投資は、いずれは国に戻ってくるものである。しかしながら現状では、子どもにかける国の予算（対 GDP 比）は、他の国に比べ余りにも低い気がする（欧米先進国で 8-10%、我が国は 4%）。

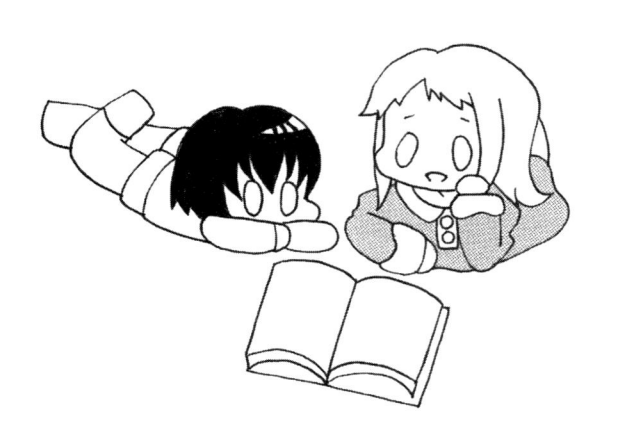

　保育・幼児教育に関わる皆さんは、子どもについてよく勉強し、将来の宝物を大事に育てていくことを願っている。

第2章　生物としてのヒトの成り立ち

まとめ

　ヒトは、他の動物に比べて、おおきな大脳を持っている。そのため大脳の完成を待たずに誕生する。（生理的早産）従って、赤ちゃんは、自らの命を守るために、形（ベビーシェマ）と保護者との関係（エントレインメント）から、大人に可愛いと認識させるのである。

　ヒトが1歳頃に一人立ちするようになるのは、脳の運動神経路である錐体路の髄鞘化が1歳頃に完成するからである。ピアジェの遊びの発達は、感覚運動遊び→機能的遊び→象徴的遊び→ルール遊びである。

1．ヒトは生理的早産で生まれる

　地球上のすべての生命をそのエネルギーで育む太陽は、46億年前に分子雲が収縮して誕生したと考えられている。地球誕生もほぼ同時期である。46億年前の地球は、表面温度が1000℃もあるマグマの塊であった。その後火山の多くの爆発やいくつかの彗星の衝突によって原始の海ができた。そして地球に共通祖先と言われる生命が誕生したのは、地球誕生後8億年後の約38億年前と言われている。その共通祖先は、原始の海の深いところのマグマが噴出して熱水（深海は圧力が高いため沸点が上がり300℃を超える）を海水に出す熱水噴出孔の近くで誕生したと考えられている。つまり私たちの共通祖先は、非常に高い温度を好む（超好熱）細菌と想定されている。この私たちの共通祖先である超好熱細菌は、信じられないくらい長い時間（約37億9千800万年）をかけてヒトへと進化した。ヒト属の出現は、今から約200万年前となる。そし

て現在の私たちの祖先である現生人類（ホモ・サピエンス）の誕生は、今から約40〜25万年前である。現生人類が石器を使い始めヒトとしての技術と文化を発展し始めたのは、今からわずか5万年前である。つまり私たち現生人類の歴史は、長い地球の歴史（46億年）の中では、極めて短い（5万年前）ことがわかると思う。生命カレンダーでは、最初の生命である超好熱菌の誕生を1年の元旦の0時とすると、私たちヒトの誕生は、大晦日の午後11時30分頃である。聖フランシスは、「すべての生きとし生けるものを、それがいかに小さいものであっても「きょうだい」という名で呼んだ。それらが自身（ヒト）と同じ源をもつことを知っていたからである」と述べたのは、現代的に見ても正しい。

　さて他の地球上の他の生物に比べて新参者の私たち現生人類（ホモ・サピエンス）が他の生物より少し優位な立場をとることができたのは、なぜであろう？それは、他の生物に比べて非常に大きい大脳を進化の上で獲得したためと考えられている。特に現生人類の特徴は、ヒトと最も近い生物である霊長類と異なり前頭前野（認知脳）を発達させたことである。ヒトの前頭前野（認知脳）は大脳の約30％を占めている。（ちなみに霊長類であるチンパンジーの前頭前野は大脳全体の17.5％である）ヒト属の旧人類は、オラウータンやチンパンジーといった霊長類と異なり、安全な木の上での生活を捨てて、より危険な地上へ降り立った。その目的は、大きな大脳を獲得するためにたんぱく質と脂質の豊富な獣肉を取る必要があったと考えられている。

　しかしながら、大きな大脳を獲得した現生人類は、それによって代償を払わなければならなくなった。あまりに大きな大脳を完成した状態で子どもを産むことが困難となったのである。つまりヒトは、大脳を未完成のままで出産を迎えなければならなくなった。このことを、スイスの動物学者　アドルフ・ポルトマンは"生理的早産"と呼んだ。

２．生理的早産のハンディを克服するための子どもの戦略とは

　こうして大きな大脳を獲得した現生人類は、生まれた後に他の生物に比べて比較的長い時間をかけて、子どもが自立できるよう子育てをする。この子どもの子育てに長い時間がかかるということは、どういうことを意味するであろうか？

　ひとつは、子どもにとって、自立するまでに時間がかかり、その間は、親（保護者）に多くを依存しなければならないことを意味する。このために、子どもは、親（保護者）に安全かつ確実に養育してもらうために、形態的にまた母子関係を通じて可愛いと認識させようとする。

　ノーベル生理賞受賞者である動物行動学者のコンラッド・ローレンツは、形態面から赤ちゃんの特徴を以下のように述べている。ヒトを含めた高等動物の子どもは、①突き出した額（おでこ）②黒く輝く瞳③ふっくらとした頬④紅く目立つ唇⑤顔全体が自己であることを強調するなどの特徴ある顔つきで、親に可愛いと認識させるというのである。この①～⑤の子どもの顔形の特徴を、コンラッド＝ローレンツは、ベビーシェマ（ベビースキーム）と名付けた。このベビーシェマ（ベビースキーム）を見た親（保護者）の反応は、「こんなに可愛いから守ってあげたい」という気持ちになる。同時に母親（保護者）は赤ちゃんの顔を見つめると可愛いと思い赤ちゃんを育てざるを得ない感情に満たされる。コンラッド＝ローレンツによるとこの赤ちゃんを見て可愛いと思うのは、ヒトを含めて動物共通であり、が生まれつき備わっている（生得的）反応であると言う。ヒトは生得的に社会的動物である。（図２―１）

　一方ハーバード大学の新生児観察グループのクラウス博士とケネル博士は、母子関係の面から、「エントレインメント」という概念を提唱した。エントレインメントの定義は、赤ちゃんの行動が外（母親や保護者）からの働きかけに

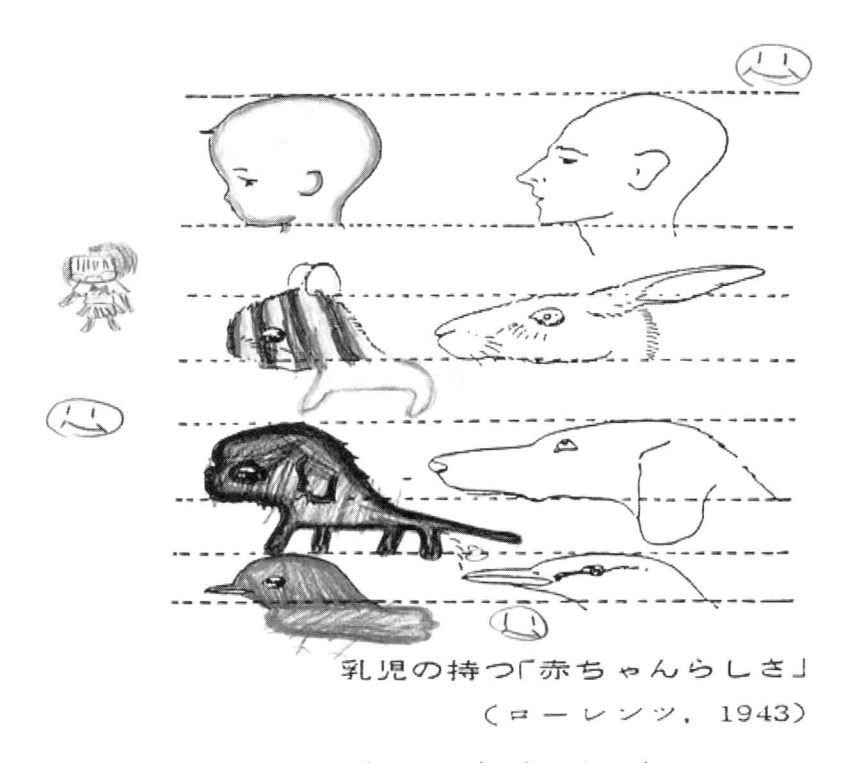

図2-1　ベビーシェマ（ベビースキーム）

よって、影響を受けて、同調し、ちょうど母親（保護者）という列車の軌道に赤ちゃんが引き込まれる状態をいう。（図2―2）このエントレインメントは、「母子共感」「母子相互作用」として知られているものである。例をあげれば、母親が赤ちゃんに向かってほほ笑むと赤ちゃんも微笑み返すように同調することである。また母親が機嫌のよく目覚めている新生児を抱きあげて、目を合わせながら、「オー、オー」と口を開けて、声を出すと、新生児は母親の口の開閉をじっと見つめ、やがて口もとの筋肉をひきしめはじめて口先をつきだすしぐさをする。この現象を「初期模倣」という。この「初期模倣」は一般的には「共鳴動作」と呼ばれる。この「共鳴動作」は、新生児期（出生後0日から28日まで）から3〜4ヵ月間にわたって観察される。クラウス博士とケネル博士は、このエントレインメントが"母と子の絆"をつくり、さらに親子の結びつきが親子の愛情の深さへと発展することを実証した。このエントレインメント

の概念は現在、広く育児学に応用されている。

　私たちヒトは、大きな大脳（特に前頭前野）を進化の過程で獲得することができた。ヒトは、そのおかげで、この地球に現れたのは他の生物よりずっと後にもかかわらず他の生物より優位な立場をとることができた。しかしながら、大きな大脳（前頭前野）を獲得した代償として、出生時に未完成の大脳のままである"生理的早産"というハンディを負うことになった。この"生理的早産"と言うハンディを克服するために、ヒトは、他の高等動物と同じくベビーシェマ（ベビースキーム）を見ると生得的に赤ちゃんを可愛く思うようにプリセットされた。また赤ちゃんは、初期模倣→同調により、母親（保護者）という列車の軌道に引き込まれることにより、より強固な母子（保護者との）関係を築きあげることができるようになった。こうして、赤ちゃんは、形態的（ベビーシェマまたはベビースキーム）と母子関係（エントレインメント）と2つの戦略によって、しっかり親（保護者）から守られ、生き延びていくことが可能となるのである。

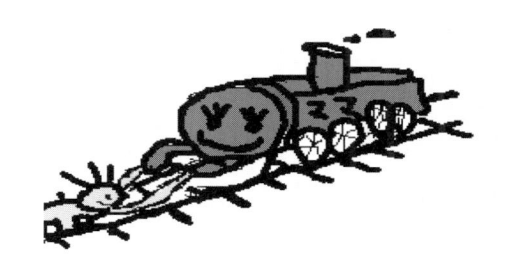

図2-2　エントレインメント

３．遺伝子の発見

　1953 年私たちヒトにとって大変重要な発見がなされた。すなわちワトソンとクリックにより、細胞の核の中にある DNA の立体構造が明らかになったことである。私たちヒトは、一人ひとり 60 兆個の細胞を持っている。その一つ一つの細胞に全長２ｍもある DNA がしまわれているのである。この DNA の一部が遺伝子である。つまり遺伝子は、DNA の極一部（DNA 全体のわずか 1.5％）に存在している。ヒトの遺伝子の数の正確な値はいまだ明らかでないが、2010 年の時点では、ヒトの遺伝子は、当初考えられているより以外に少ない（２万弱）ことが判明した。いずれにしても DNA の一部である遺伝子が、生まれ（カエルの子はカエル）を規定していることは間違いない。さて遺伝子は、どのような働きを持っているのであろうか？遺伝子は、一般的には、生命の設計図と例えられている。しかしもう少し正確に言うと、遺伝子は、タンパク質を作るレシピのようなものを提供するものと考えるとわかりやすい。遺伝子は、タンパク質のレシピがいつ作られて、いつ用いられるべきかについて重要な指示を出すものである。具体的な例をあげてみる。私たちヒトの瞬時の行動（数百聞の一秒のスケール）を決定するのは、神経細胞であって遺伝子ではない。遺伝子は秒や分といった時間スケールで活動するためである。つまり遺伝子は、ヒトの瞬時の行動に寄与するのではなく、瞬時の行動を可能とする神経の構造を作りあげることに貢献しているのである。

４．脳神経細胞の特徴とは

　ゲアリー・マーカスによると、心を支配する脳神経細胞は、体の細胞（筋肉細胞や消化管・肝臓・腎蔵などの臓器細胞）とまったく別のものではないと考

えられている。ヒトは、心を支配する大脳（前頭前野がその代表である）を大きくするよう進化する過程で、体の細胞の利用できるところはできるだけ使ったという。例えば、細胞が生きていくのに必要な酵素を作るいわゆる"ハウスキーピング＝家事遺伝子"は、体の細胞も脳の神経細胞もほぼ同じと考えられている。つまり、心を支配する脳細胞は、体の細胞を拡張したものと考えてよく、体の細胞とあまりおおきくかけ離れていない。このことは、私たちがいままで考えていた以上に心（大脳）と体は、密接な関係にあることを示しているかもしれない。では、体の細胞と脳細胞との決定的な違いは何であろうか？体細胞における情報の交換は、細胞と細胞との直接的なものであるのに比して、脳の神経細胞どうしの情報交換は、シナプスというつなぎ手を通じてなされている。つまり脳の特徴は、シナプスという特殊な情報交換システムを持っていることと言える。ヒトの大脳の神経細胞数は約140億個と推定されている。（大脳の深い部分や小脳の細胞を加えると1000〜2000億と推定される）一つの神経細胞が平均1000個のシナプスを持つと仮定すると脳は、100〜200兆個の膨大なシナプスを持っている。シナプス形成については、不思議な事実がある。それは、ヒトのシナプス密度（シナプス数）が、乳児期から幼児期早期に過形成となることである。図2―3に示されるように、出生時少ないシナプス密度（シナプス数）が乳児期に急速に増加する。出生後約3カ月で、ほぼ成人と同じシナプス密度（シナプス数）となる。図2―3はヒト大脳皮質視覚領域でのシナプス密度を計測したものであるが、なんと乳児期にシナプス密度は増加して、成人の約2倍近くとなる。すなわち、乳児期後半の8カ月で、ヒトの大脳皮質視覚領域のシナプス密度は、最高に達する。出生後8カ月をピークとして、シナプス密度は減少して、ほぼ10歳で成人並みとなる。このことは、従来乳児期の赤ちゃんは、ただお乳を飲んで、眠っているというイメージが強かったが、実は私たち成人より多くのヒトや物を見ていることを示している。乳児期から幼児期早期にかけて、私たちは、多くの良い視覚刺激を子どもに与

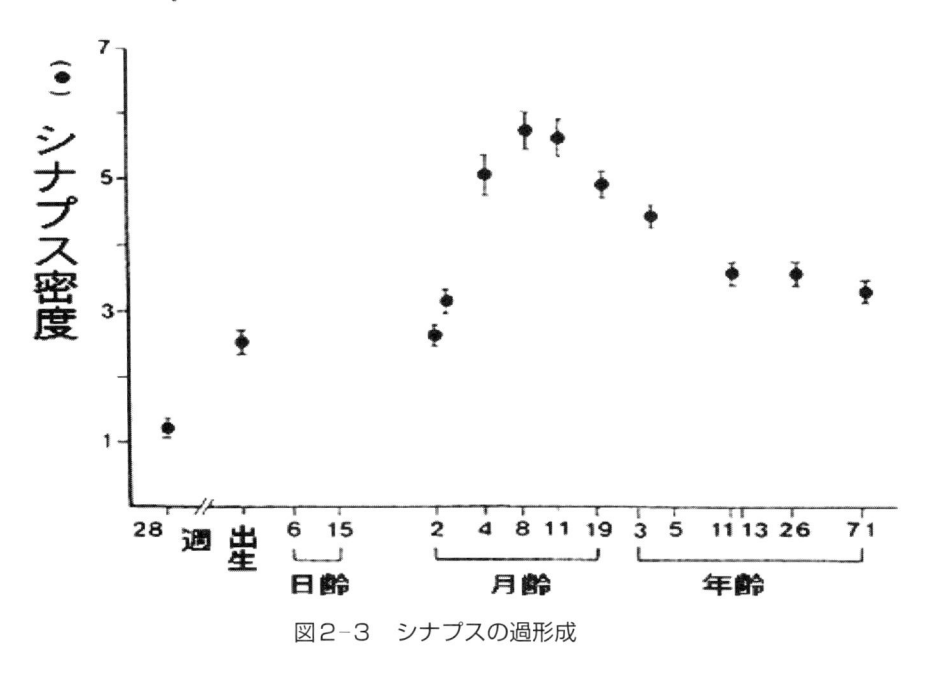

図2-3　シナプスの過形成

えることを真剣に考えなければならないかもしれない。またいったん過形成されたシナプスが刈りこまれる（刈りこみ現象）ことは一体どういうことであろうか？この質問に対して現在誰も正確に答えられない。ただし、特にスポーツの領域でよく言われる、"ゴールデンエイジ"が刈りこみ現象の終了する10歳と一致することは、極めて示唆に富んでいると思われる。すなわち、大脳は、乳児期後半から10歳頃まで、シナプスの密度（数）を増やして、より多くの可能性を模索する。このことを、シナプスの可塑性という。そして10歳頃により多くの可能性の中から、各人にもっともふさわしいものだけ残して刈りこむではないかと推測することができる。

５．赤ちゃんはなぜ人見知りするのでしょうか？

　赤ちゃんは、出生後 7 〜 8 カ月になると知らないヒトを見ると、じっと見つめてから、嫌な顔をしたり、顔をそむけたり、泣いたりする。こうした回避行動を赤ちゃんの"人見知り"と言う。この人見知りがおきる時に大脳でなにがおこっているか考える。

　7 〜 8 カ月になると、快不快の中枢である側頭葉にある"扁桃体"（下図参照）の発達により、知らないヒトについての視覚情報を後頭葉から受けると、扁桃体が"不快"と認識する。そして、前頭葉にある前運動野に回避行動（嫌な顔をする、顔をそむける、泣くなど）を命ずることにより赤ちゃんの"人見知り"がおきると考えられている。

　ヒト特有と言われている"人見知り"は、さらに深い意味がある。それは、知らないヒトを最初は受け入れないが、やがて自分の仲間として受け入れるプロセスが"人見知り"にあると考えられている。つまり、知らないヒトであるから、回避するよう行動すると同時に、仲間として受け入れようとする人間関係の基礎となる能力が、"人見知り"を通じて培われるということである。

　近年増加傾向にある自閉症スペクトラムなどの発達障害の子どもは、赤ちゃんの 7 〜 8 カ月で"人見知り"をしない子どもが多いと言われている。このことは"人見知り"が、ヒトとして良好な人間関係を築くのにとても大切なプロセスの一つであることがわかる。

６．ヒトは、なぜ 1 歳頃一人で立つことができるようになるのでしょうか？

　ヒトが 2 本足で歩く（2 足歩行）が 1 歳半できるようになるのは、大脳の粗

大運動を司る神経路（錐体路）の髄鞘化が1歳ころに行われるためである。

7．ピアジェの遊びの発達とは？

1．感覚運動遊び：五感を使った遊びである。例えば視覚（ガラガラを見つめる）、聴覚（音楽を聴く）、触覚（手で触る）などである。また手足や体を動かすなど子どもが運動の機能を働かせること自体に喜びを見出す遊びでもある。

2．機能的遊び：物やおもちゃの仕組や機能を理解し、それに合った遊びをする。例えば、ミニカーを動かす、押すと光るあるいは音が出るようなおもちゃで遊ぶなどである。

3．象徴的遊び：現実を離れた想像による遊びである。例えばごっこ遊び（おままごと、鬼ごっこ、電車ごっこなど）、空想遊び、模倣遊びなどである。

4．ルール遊び：ルールのある遊びで、社会的遊びである。例えば、じゃんけん遊び、だるまさんが転んだ、ドッチボールなどである。ルール遊びは、競争遊びへと発展していく。

- -

小問題：次の正しいものに○誤っているものに×をつけなさい。

1．赤ちゃんを見ると可愛いと思う理由のひとつとして、ベビーシェマがある。

2．エントレインメントによって、ヒトは赤ちゃんを可愛いと思うようになる。

3．シナプス密度の最も多い時期は、幼児期である。

【引用・参考文献】

森　彪　児童学の保健学的基礎Ⅰ　聖徳大学通信教育部

ゲアリー・マーカス著　大隅典子訳　心を生み出す遺伝子　岩波書店

第3章　子どもの発育

> まとめ
>
> 　子どもの身体が形態的に（サイズ）大きくなることを発育（成長）という。発育を評価することは、健康状態を知るうえで大切なことである。正常な発育の経過を知り、正確な測定法、評価法を学ぶ。介入すべき状態を早期に発見できるようになる。

キーワード：発育、成長、発達、身長、体重、頭囲、パーセンタイル、発育曲線、大泉門

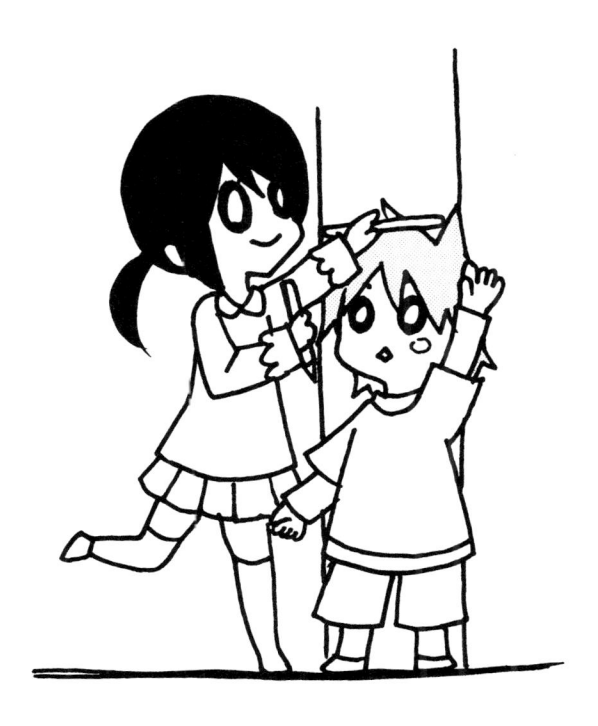

　子どもの身体が形態的に（量ることのできるサイズ）大きくなることを成長（growth）といい、運動や精神などの機能の成熟を発達（development）という。発育は、成長と同じ意味で使う場合と、成長と発達の両方を合わせ持った言葉として使われる場合がある。保育所保育指針解説書では、発育＝成長として用いている。一方、小児科の成書では、発育と成長を区別して使われることが多い。

1．発育の評価

　正確な測定が重要である。誰が測定しても同じ値が出ることが望まれる。

①乳幼児の身体計測の仕方
　a. **体重**

　乳児では授乳の前、おむつをつけていたり、服を着ているときはその分を差し引く。**出生時体重**は、およそ3,000gで、男児の方がわずか多い。体重は生後数日間、5〜10％くらい減少する。これを**生理的体重減少**という。その後生後1週間くらいで出生体重に戻り、1日当たり30〜40gずつ増加して、生後3か月で出生時の約2倍となり、1歳で約3倍になる。

　乳児は臥位で、乳児用体重計（1gまで量れることが望ましい）で測定する（図3-1、3-2）。

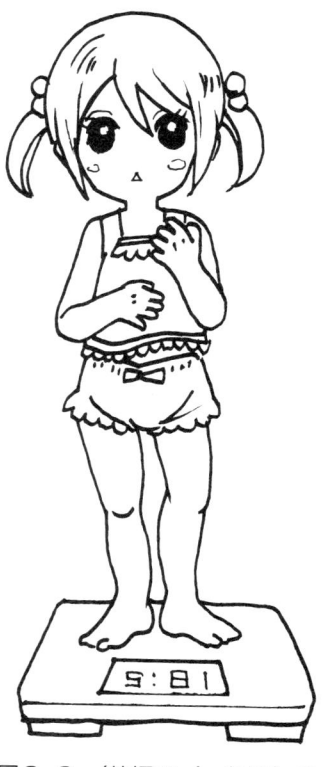

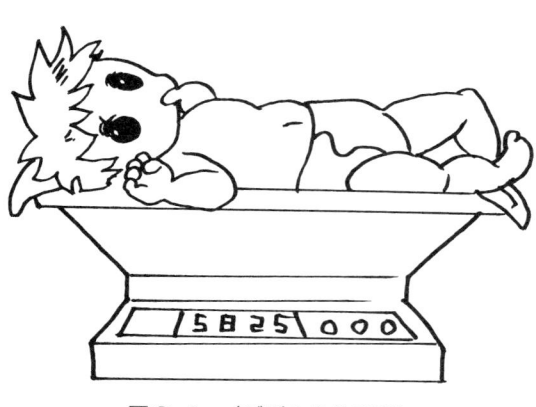

図3-1　〈デジタル体重計〉

図3-2　〈幼児用（一般用）体重計〉

b. 身長

　2 歳未満は、仰臥位（仰向け）で頭頂部から足底までを測る。2 人一組で測定し子どもの頭頂部を固定版につけ、目と耳を結んだ線が台板と垂直になるように頭部を保持する。下肢は伸展させ、足底が台坂と垂直になるようにする。

　2 歳以上では、立位で足先が 30 度位になるようにし、後頭部、背部、臀部、かかとが尺柱に密着するように直立させる（図 3-3）。

　出生時身長は、およそ 50cm で、男児の方がわずか大きい。生後 1 年で約 1.5 倍、4 歳で約 2 倍、12 歳で約 3 倍になる。

c. 頭囲

　前方は左右の眉の直上（眉間点）、後方は後頭部の一番突出しているところ（後頭結節）を通る周径を計測する。前方は額の最突出部を通らないことに注意する。1 mm 単位まで計測する。出生時は約 33cm で、男児の方がやや大きい。男児はおよそ 4 歳、女児はおよそ 5 歳で 50cm になる。

　乳児の頭蓋骨縫合線は解離しており、前方の骨の隙間を**大泉門**、後方を**小泉門**という（図 3-5）。小泉門は出生間もなく、大泉門は 1 歳から 1 歳半で閉じる。

d. 胸囲

　上半身を裸にし、2 歳未満の乳幼児は仰臥

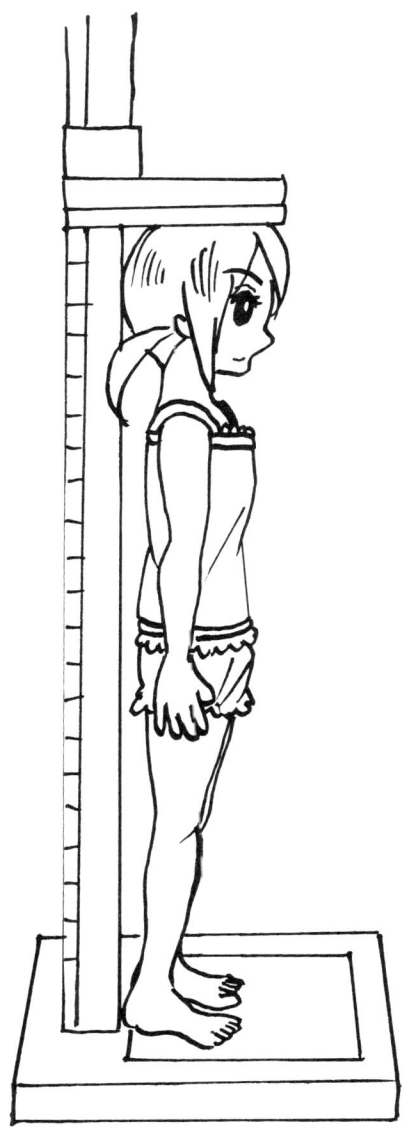

図 3-3　立位での身長の測り方

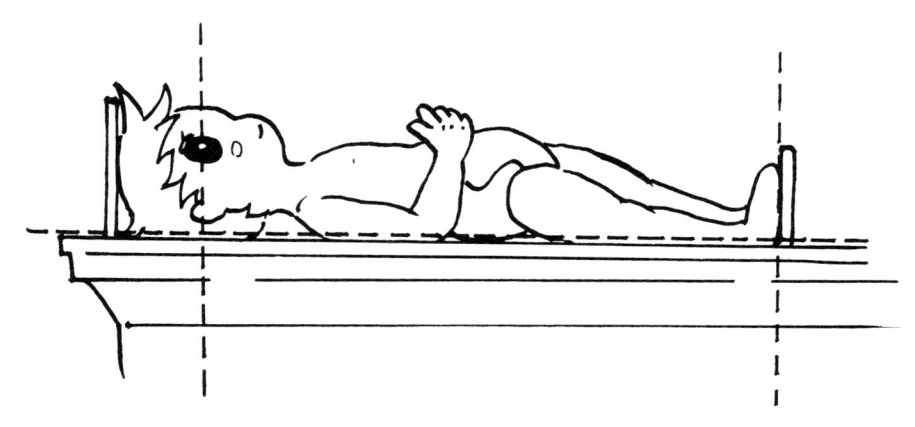

図3-4　仰臥位での身長の測り方（2歳未満）

位で、2歳以上の幼児は立位で計測する。左右の乳頭点を通り、体軸に垂直な平面内にあるようにする。巻尺は強くしめず、皮膚面からずり落ちない程度とする。泣いているときは避ける。また、幼児は胸に力を入れることがあるのでこのようなときは話しかけたりして緊張をやわらげるとよい。1mm単位まで計測する。出生時は約32cmで、生後1年で45cm位になる。

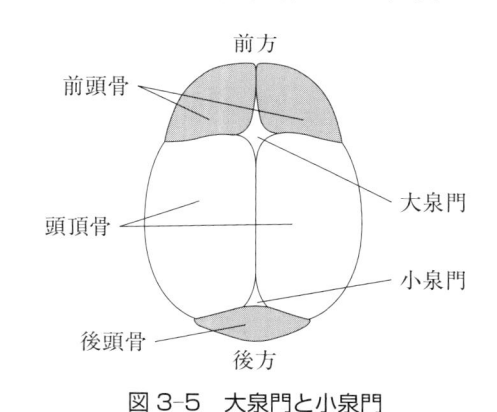

図3-5　大泉門と小泉門

2．発育の評価の方法

a. パーセンタイル法

「百に分割したもの当り」といった意味である。ちなみに日本語ではパーセンタイルのことを百分位という。100人が身長の低い方から高い方に並んでいるとすると、身長が97パーセンタイルということは身長の低い方から高い方に数えて97番目に当る身長を意味し、身長が3パーセンタイルであることは

低い方から3番目の身長だという意味である。3パーセンタイル未満、97パーセンタイル以上は発育の偏りとして経過観察する。

b. SD スコア法

　パーセンタイル法と同様に、集団の中での順位を見るものである。SD スコア＝（実測身長－平均値）／標準偏差で求める。スコアが0の時は平均であり、－2SD 以下は、発育の偏りがある（身長であれば低身長）として経過観察する。パーセンタイルと SD スコアの関係を図3-6に示す。

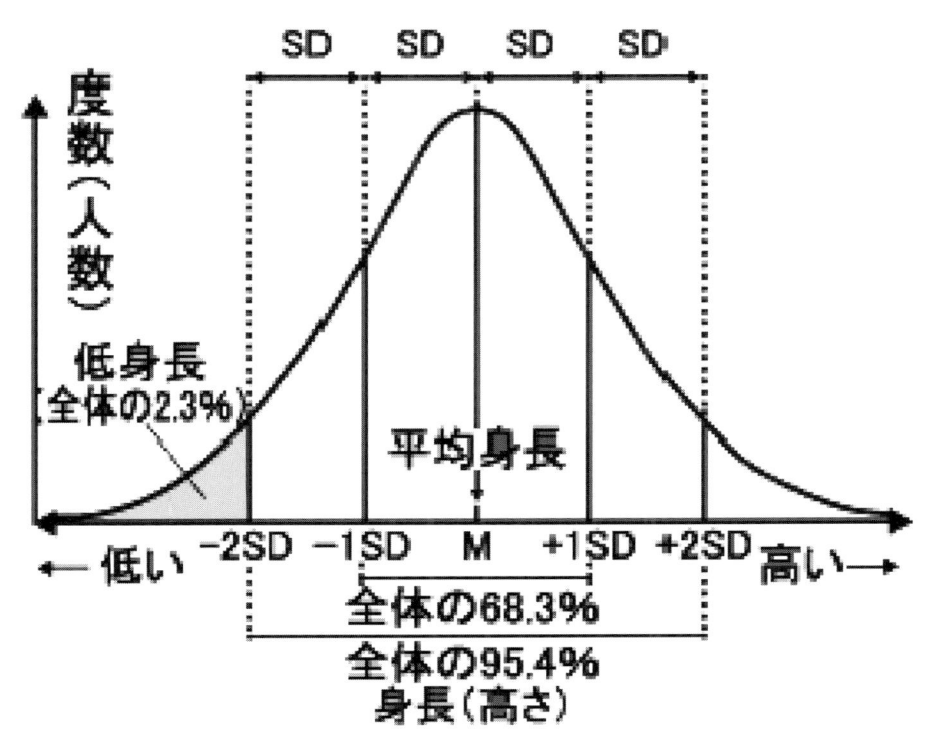

図3-6　パーセンタイルと SD スコアの関係

c. 発育（成長）曲線

　現在、乳幼児の発育が順調かどうかを判断する簡単で有用な方法は、**母子健康手帳**の乳児身体発育曲線を用いる方法である。このグラフ上に、健診などで計測した体重や身長などの値を書き入れ、線で結んでみる。この2本の曲線は、約1万人の赤ちゃんを調査し、3パーセンタイルと97パーセンタイルの値を線で結んだものである。従って、100人の赤ちゃんのうち94人は、2本の曲線に挟まれた帯の間に入ることになる。帯からはみ出ている場合でも、曲線に沿って増えており、赤ちゃんが元気で機嫌が良く食欲もあるようなら、様子を見ているうちに帯の中に入ってくることが多い。一方、帯の中に入っていても増えずに減っていたり、横ばいの場合は注意が必要なこともある。健診などの機会に相談するか、かかりつけ医を受診する。

　なお、発育曲線のグラフには、首すわりや寝返りなど運動機能の発達の目安も表示されている。約半数の赤ちゃんができるようになる時期から約9割の赤ちゃんができるようになる時期までを矢印で示したものである。この期間内にできるようになれば問題はない、期間内にできなくても健診などで医師から特に指摘がなければ、様子を見ていてよいと考えられる。

d. 体格指数

ア．BMI：body mass index

　体重$(\mathrm{kg})\div$身長$(\mathrm{m})\div$身長(m)　で求める。成人で用いる。評価は、18.5未満：低体重（やせ）、18.5〜25未満：普通体重25以上：肥満とする。

イ．**カウプ指数** $=$ 体重$(\mathrm{kg})\div\{$身長$(\mathrm{cm})\}^2\times10^4$

　乳児後期から幼児で用いる。14以下：痩せ、15〜18：正常、18〜20：肥満ぎみ、20以上：肥満とする。一応の基準値はあるが、図3-8に示すように、月齢・年齢で大きく変動する。

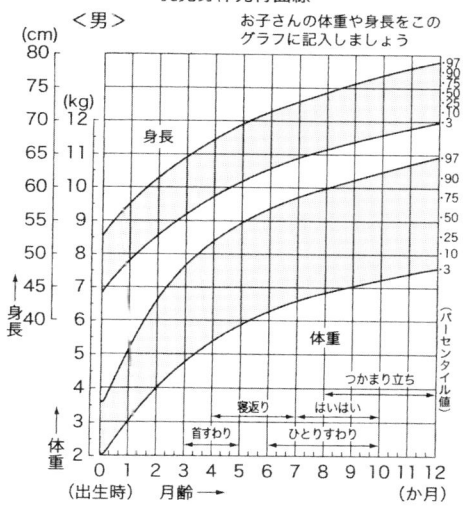

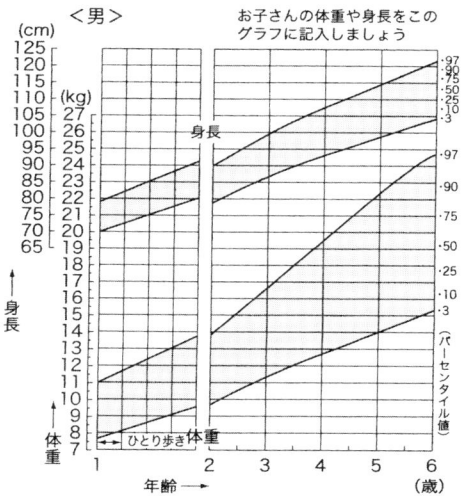

首すわり，寝返り，ひとりすわり，つかまり立ち，はいはいおよびひとり歩きの矢印は，約半数の子どもができるようになる月・年齢から，約9割の子どもができるようになる月・年齢までの期間を表したものです。
お子さんができるようになったときを矢印で記入しましょう．

身長と体重のグラフ：線の中には，各月・年齢の94パーセントの子どもの値が入ります．乳幼児の発育は個人差が大きいですが，このグラフを一応の目安としてください．なお，2歳未満の身長は寝かせてはかり，2歳以上の身長は立たせてはかったものです．

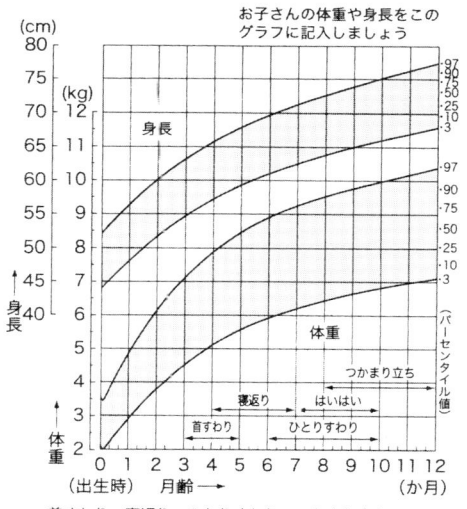

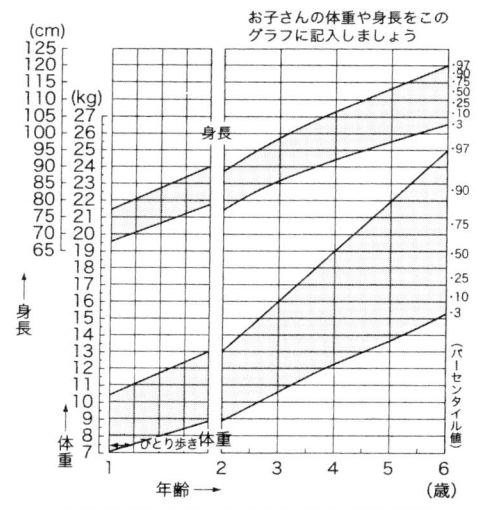

首すわり，寝返り，ひとりすわり，つかまり立ち，はいはいおよびひとり歩きの矢印は，約半数の子どもができるようになる月・年齢から，約9割の子どもができるようになる月・年齢までの期間を表したものです。
お子さんができるようになったときを矢印で記入しましょう．

身長と体重のグラフ：線の中には，各月・年齢の94パーセントの子どもの値が入ります．乳幼児の発育は個人差が大きいですが，このグラフを一応の目安としてください．なお，2歳未満の身長は寝かせてはかり，2歳以上の身長は立たせてはかったものです．

乳児・幼児身体発育曲線（平成22年調査）

（厚生労働省：乳幼児身体発育調査，2011）

図3-7　発育曲線のグラフ

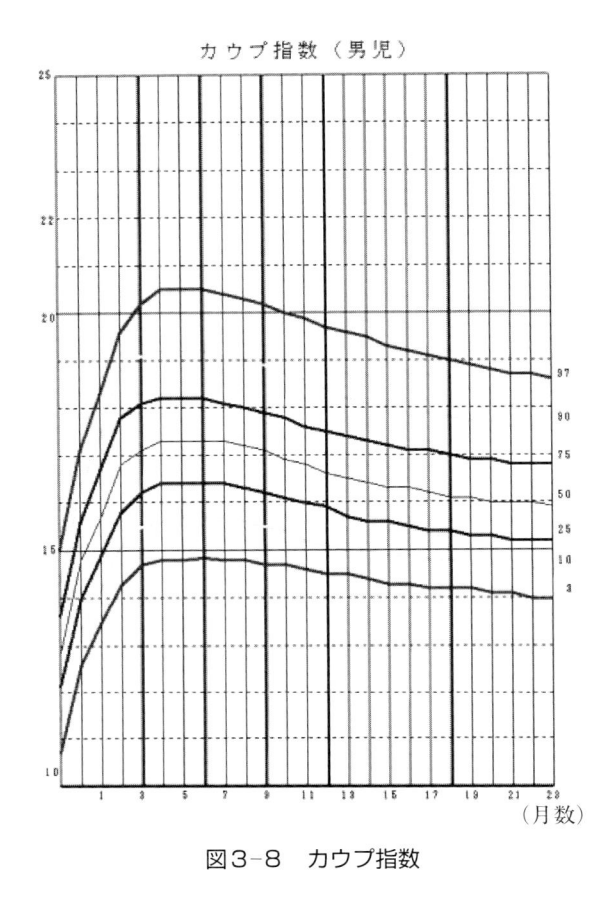

図3-8　カウプ指数

ウ．ローレル指数＝体重（kg）÷｜身長（cm）｜^{3}×10^7

　　学校などで児童・生徒の肥満判定に使われる。目安は以下のように判定する。身長110〜129cm：180以上で肥満、身長130〜149cm：170以上で肥満、身長150cm以上：160以上で肥満とする。

e. 肥満度

　肥満度とは、標準体重に対してどのくらい体重がオーバーしているかをパーセントで算出し判定するものである。

肥満度（％）＝（体重－標準体重）÷標準体重×100

なお標準体重は検診などの全国の平均値をもとに決められている。身長が同じでも、年齢、性別によって体形や体組成に差が生じてくるので、標準体重は男女別・年齢別・身長別で次の式により求められる（式中の a,b の値については表3-1に示す）。

表3-1　学齢期の子どもの標準体重計算式と肥満およびやせの判定

年齢	男子		年齢	女子	
	a	b		a	b
5	0.386	23.699	5	0.377	22.750
6	0.461	32.882	6	0.458	32.079
7	0.513	38.878	7	0.508	38.367
8	0.592	48.804	8	0.561	45.006
9	0.687	61.390	9	0.652	56.992
10	0.752	70.461	10	0.730	68.091
11	0.782	75.106	11	0.803	78.846
12	0.783	75.642	12	0.796	76.934
13	0.815	81.348	13	0.655	54.234
14	0.832	83.695	14	0.594	43.264
15	0.766	70.989	15	0.560	37.002
16	0.656	51.822	16	0.578	39.057
17	0.672	53.642	17	0.598	42.339

身長別標準体重（kg）＝a×実測身長（cm）－b

判定は、学童の場合：軽度肥満（20〜29％、中等度肥満（30〜49％）、高度肥満（50％以上）。幼児の場合：肥満傾向児（15％以上）、軽度肥満（20〜39％）、高度肥満（40％以上）とする。

３．発育速度

スキャモン（Scammon）の臓器別発育曲線（図３-９）を示す。

一般型：

　身長・体重や肝臓、腎臓などの胸腹部臓器の発育を示す。特徴は乳幼児期まで急速に発達し、その後は次第に穏やかになり、二次性徴が出現し始める思春期に再び急激に発達する。思春期以降に再び発育のスパートがみられ成人のレ

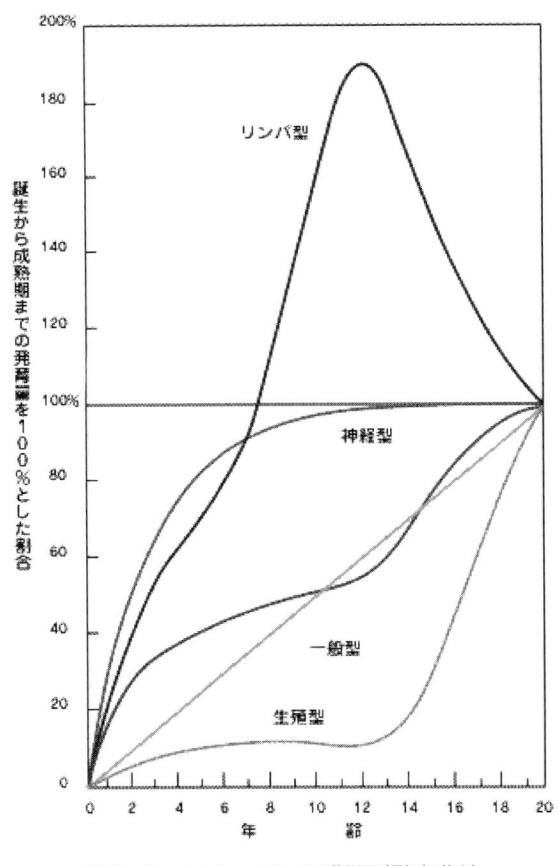

図３-９　スキャモンの臓器別発育曲線

ベルに達する。

神経系型：

　器用さやリズム感を担う神経系の発達は脳の重量や頭囲で計る。出生直後から急激に発達し、3歳までには成人の 75％程度（6歳で 90％）にも達する。

リンパ系型：

　免疫力を向上させ扁桃、リンパ節などのリンパ組織の発達である。12〜13歳頃ピークとなり成人のレベルを超えるが、思春期以降成人のレベルに戻る。

生殖器系型：

　男児の陰茎・睾丸、女児の卵巣・子宮などの発育である。思春期以降急激に発達する。

• •

小テスト：次の文章に関して、下線部の表記の正しいものに○を誤っているものに×をつけなさい。

1．乳児の身長は、<u>測定者が支えながら立位</u>で測定する。

2．低身長とは、通常 <u>10 パーセンタイル未満</u>を言う。

3．肥満の判定も、成長障害の発見と同様に、<u>発育（成長）曲線への記載</u>が有用である。

4．新生児の頭蓋骨には、骨と骨の間にすき間が2つあり前方にあるほうを<u>大泉門</u>という。

5．大泉門が閉じるのは、<u>3〜4か月検診</u>の頃である。

6．正常な出生時身長は、平均で<u>約 45cm</u> である。

7．1歳児検診のとき3パーセンタイルであった児が3歳児検診のときも3パーセンタイルであった。この乳児は、<u>成長障害ではない</u>。

8．身長が出生時の2倍になるのは、<u>1歳</u>ころである。

9．体重が出生時の2倍になるのは、<u>1歳</u>ころである。

10．出生時は、頭囲は胸囲よりも<u>大きい</u>。

【引用・参考文献】

服部右子・大森正英　編、2011 年、図解　子どもの保健Ⅰ、株式会社みらい

奈良間美保　編、2013 年、系統看護学講座　専門分野Ⅱ　小児看護学 2　第 12 版、医学書院

日本外来小児科学会　編著、2013 年、お母さんに伝えたい子どもの病気ホームケアガイド第 4 版、
医歯薬出版株式会社

第4章　子どもの生理機能の発達

> **まとめ**
>
> 　子どもの生理機能の発達を理解する。生理とは、正常な状態の体の機能・働きである。呼吸、循環、免疫など生きていくために大切なものが含まれる。子どもは成人とは異なり、日々発達している。このため呼吸数や脈拍数などの基準値は、年齢により変化する。

キーワード：バイタルサイン、体温、呼吸、脈拍、血圧、免疫

　目の前の子どもが元気（心身が健康）かどうかの観察・評価はとても大切である。朝のお迎えの時に子どもの目を見ればおよそはわかるものである。すなわち保育者の目をしっかりと見て、明るく挨拶ができればまず大丈夫と考えられる。しかし現場では、プロの目を持って具体的に観察できることが望まれる。いつもと違うなということに気付くリスク感性を持つことが大切となる。

　実際に現場で、病院へ連れて行くか、救急車を要請するか、心肺蘇生を行うかの判断の目安は、何で行うのであろう。これが、バイタルサインである。

　バイタル（生きている）サイン（徴候）は、人間の生命の基本的な徴候のことで、一般的には脈拍、呼吸、体温、血圧の4つを指す（意識を加えることもある）。正確なバイタルサインの把握は医療現場のみならず、一般家庭や保育所・幼稚園においても極めて重要である。

　正しく測定できるようになり、基準値（年齢によって異なる）と比べて異常かどうかを判断し、素早く対応できるようになる必要がある。

1．体温

　体温は成人で 36〜37℃（腋窩温）である。測定部位別では、直腸温は腋窩温より 0.5℃くらい高く、年齢別にみると乳幼児は成人より高く 36.5〜37.4℃である。個人差もあり、運動や着衣の状態等の個人の状態によっても変わってくる。また、体温は一日の内で午前 4〜6 時頃がもっとも低く、午後 2〜7 時頃がもっとも高くなる日内変動がある。ただし 1℃以上の変動はない。

　感染症法では「発熱」は 37.5℃以上、「高熱」は 38℃以上と決められている。しかしながら「熱は何度までなら大丈夫？」との問いに対し、一概には答えられない。39℃以上の熱があっても心配ないこともあれば、38℃でも慎重な対処が必要なこともある。また、平熱と比べ 1℃以上上昇した時は発熱かもしれないと考える。

①　体温測定の方法

　通常、腋窩で測定する。耳（鼓膜）もよい。それぞれ専用の電子体温計を正しい位置と時間で測定する。なお口腔用は基礎体温、肛門計は新生児に使われる。

②　熱が出たら（発熱時の対応）

　a. 顔つき、機嫌、食欲など、全身状態を観察する。

　b. 水分を多めにとる。

　c. 38.0℃以下なら冷やして（クーリング）様子を見る。

　d. 解熱剤は 38.5℃以上あり、元気がない、だるそう、頭が痛いなどと訴えた場合に使うこともある。なお、高熱だけで脳に異常が起こることはない（脳炎のように熱の原因が脳にある場合は障害が残ることもある）。

機嫌

　笑う、よく遊び、よく食べる。これも確かに機嫌がいい状態であるが、それだけではない。こちらから何か話しかけて、それに普段どおりの、その年齢なりの素直な反応が返ってくれば、とくに笑顔でなくても「機嫌がいい」と判断できる。機嫌がいいかどうか分からないときは、何か働きかけてみると分かることがある。言葉では、自分の状態を訴えられない乳幼児にとって大切な指標となる。

平熱

　元気の良い日を選んで、時刻を決めて何回か測っておく。

解熱剤

　子どもには、一般名アセトアミノフェン以外は用いない方がよい。インフルエンザや水痘では、ある種の解熱剤を使うことで重症化することがある。

２．呼吸

　生体が体内に酸素を取り入れ、体内での代謝で生じた炭酸ガスを排出することが呼吸である。呼吸には、肋間筋による胸式呼吸と横隔膜による腹式呼吸とがある。乳児は腹式呼吸で、胸式呼吸もできるようになるのは２歳以降である。従って、呼吸数は３歳未満児は腹部の上下を、３〜７歳児は胸腹部の動きを見て数える。また、生後３か月未満の乳児は、鼻呼吸しかできず口呼吸ができない。口呼吸ができるようになるのは生後３か月以降である。表４−１におよその年齢別呼吸数を示す。また、呼吸数だけでなく、呼吸困難の他覚的な評価法を知っておく。

表4-1　年齢別呼吸数

成人：16〜18 回／分
学童：18〜20 回／分
幼児：20〜30 回／分
乳児：30〜40 回／分
新生児：40〜45 回／分

表4-2　他覚的呼吸困難症状

・息が速くなっている（多呼吸）
・息を吸うときにのどぼとけの下の所やみぞおち、肋骨と肋骨の間や鎖骨の上がペコペコへこんでいる〜（陥没呼吸）
・息をするときに肩で息をする（肩呼吸）
・息を吐く時にゼーゼーと音がする（喘鳴）
・顔色が蒼白くなっている
・息を吐きながらうなっている（呻吟）
・鼻が息とともにひくついている（鼻翼呼吸）
・横になれず座り込んでしまう（起座呼吸）
・チアノーゼを認める

チアノーゼ　皮膚や口唇が青紫色にみえる状態、酸素吸入が必要な場合が多い。

３．脈拍

　心臓の左心室から送り出された血液を、動脈で拍動として触知できる脈波をいう。血管の病気がなければ脈拍を知ることにより、心拍数を知ることができる。（激しい運動や、精神的興奮、体温の上昇とともに、脈拍数が増加する。動脈は静脈よりも深いところを走っているので、**脈拍を触れることのできる部位は限られている（図4-1）。通常は、手首の橈骨動脈に複数の指を当てて数える。表4-3におよその年齢別脈拍数を示す。

表4-3　年齢別脈拍数

成人：60〜80 回／分
学童：70〜90 回／分
幼児：80〜120 回／分
乳児：110〜130 回／分
新生児：130〜140 回／分

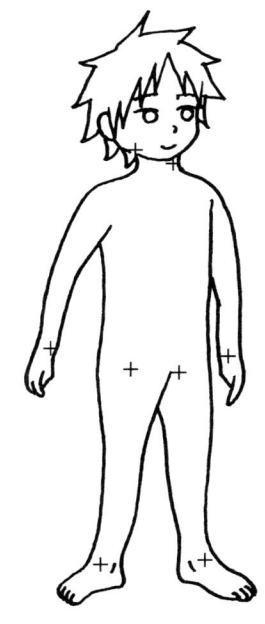

図4-1　脈拍が触れる部位

4．血圧

　血圧は、心臓の血液を押し出す拍出力が血管壁に及ぼす圧力をさし、左心室が血液を押し出す時に最も高くなり（最高・最大血圧・収縮期血圧）、血液が心臓に入って拡張した時には最も低くなる（最低・最小血圧・拡張期血圧）。発熱、痛み、興奮、運動等により上昇する。表4-3におよその年齢別脈拍数を示す。

表4-4　年齢別血圧

	最高血圧（収縮期）	最低血圧（拡張期）
新生児	60〜80	60 くらい
乳　児	80〜90	60 くらい
幼　児	90〜100	60〜65
学　童	100〜120	60〜70
成　人	110〜130	60〜90

５．免疫

　病気（主に感染症）が治る、同じ病気に２回かからない。この働きを**免疫**という。少し難しく言い換えると、自己と非自己を見分けて非自己のみに反応して排除する。すなわち、病原微生物や悪性腫瘍などを含めて自己の体内に異常がないかどうか監視し、異常があれば速やかに反応して生体を守るのが免疫系であり、その働きを"免疫"という。担当しているのは白血球の１種のリンパ球である。リンパ球には２種類あり、直接病原微生物を攻撃するＴ細胞と免疫グロブリン（抗体）を作るＢ細胞がある。免疫グロブリンには幾つかの種類がある。

　乳児にとって大切な免疫グロブリンは、胎盤を通して母親かもらう免疫グロブリンＧ（IgG）、母乳特に初乳中に多く含まれる免疫グロブリンＡ（IgA）であり、６か月ころから自分で作るようになってくる。また、予防接種は重い病気にかかる前に、毒性を弱めたり、不活化して免疫のもとだけ残した液（ワクチン）を注射などすることである。

小テスト：次の文章に関して、下線部の表記の正しいものに○を誤っているものに×をつけなさい。

1．バイタルサインとは、生命の基本的な徴候のことで一般的には<u>食欲、睡眠、排尿、排便の４つ</u>を指す。
2．正常な脈拍数は、成人と比べ乳幼児では<u>少ない</u>。
3．乳児の体温は成人よりも<u>高い</u>。
4．感染症法で発熱している者とは、<u>38.0℃以上</u>をさす。
5．初乳中には、<u>Ig（免疫グロブリン）Ａ</u>が多く含まれている。

6．胎盤を通して母親からもらう<u>免疫グロブリンはG（IgG）</u>である。

7．乳幼児の体温測定は通常<u>口腔</u>で行う。

8．静脈の拍動数は、<u>動脈の約半分</u>である。

9．乳児期初期は、<u>口呼吸</u>はできない。

10．乳児の血圧は、成人と比べ<u>高い</u>。

【参考文献】

小児看護学概論　小児臨床看護総論（第13版）、奈良間　美保多判型　2015年01月医学書院

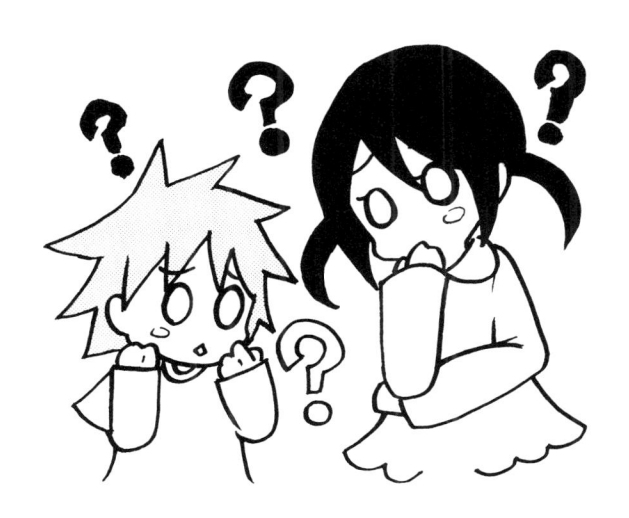

第5章　子どもの健康状態の把握

> まとめ
>
> 　子どもの健康状態並びに発育及び発達状態について、定期的・継続的に、また、必要に応じて随時、把握する。常に観察し、変化・異常に素早く気づき、対応できるようになることが望まれる。

キーワード：健康状態、体調不良、発育、発達、バイタルサイン、体温、呼吸

心身の状態の把握の意義

　子どもの健康状態や発育及び発達状態を的確に把握することは、心身の状態に即して適切な関わりや配慮を行うために欠かすことができない。また、定期的・継続的に把握することによって、慢性疾患（気管支喘息などのアレルギー疾患、てんかんなどの神経疾患等）や障害、不適切な養育（虐待）等の早期発見につながることもある。

1. 健康状態の観察と体調不良児の早期発見

　子どもの健康状態の把握は、嘱託医と嘱託歯科医による定期的な**健康診断**に加え、保育士等による日々の子どもの心身の状態の観察、更に保護者からの子どもの状態に関する情報提供によって、総合的に行う必要がある。第4章の**バイタルサイン**についても参照する。何か変だなと感じたら、額に手を当て、次には検温する。その評価のためには、その子どもの元気な時の『**平熱**』を知っ

ておくことが大切になる。

　このように、保育士等による日々の健康観察では、子どもの心身の状態をきめ細かに確認し、平常とは異なった状態を速やかに見付け出すことが重要である。観察すべき事項としては、**機嫌、食欲、顔色、活動性**等のどの子どもにも共通した項目と、一人一人の子ども特有の疾病等に伴う状態がある。感染症については、図5-1のようなポイントが重要となる。また、同じ子どもでも発達過程により症状の現れ方が異なることがあり、子どもの心身の状態を日頃から把握しておくことが必要である。なお、一人一人の子どもの生育歴に関する情報を把握するに当たっては、**母子健康手帳**等の活用が有効である。活用の際は、保護者の了解を求めるとともに、その情報の取扱いに当たっては、秘密保持義務があることに留意しなければならない。

　1例として、発熱時の対応について、保護者への連絡が望ましい場合を示す。

＊38℃以上の発熱がある・元気がなく機嫌が悪い・咳で眠れず目覚める・排尿回数がいつもより減っている・食欲なく水分がとれない　※熱性痙攣の既往児は医師の指示に従う　また、至急受診が必要と考えられる場合は、＊38℃以上の発熱の有無に関わらず・顔色が悪く苦しそうなとき・小鼻がピクピクして呼吸が速いとき・意識がはっきりしないとき・頻繁な嘔吐や下痢があるとき・不機嫌でぐったりしているとき・けいれんが5分以上治まらないとき・3か月未満児で38℃以上の発熱があるときであると、保育所における感染症対策ガイドラインには記されている。

　また、いつもと違うこんな時とは、は子どもからのサインであり、以下のような症状を認める。・親から離れず機嫌が悪い（ぐずる）・睡眠中に泣いて目が覚める・元気がなく顔色が悪い・きっかけがないのに吐いた・便がゆるい・いつもより食欲がない

・目やにがある。目が赤い　などでる。

　他の症状と異なる配慮が必要となるのが、**発疹（ほっしん）**である。本人の病状の重さの判断もあるが、他の子どもへの感染予防も要注意である。すなわち、今までなかった発しんに気がついたら……他のこどもたちとは別室へ移す（隔離する）。そのうえで、発疹以外の症状はないか？　時間とともに増えていないか？　などの観察をする。さらに、クラスやきょうだい、一緒に遊んだ友だちの中に、疑われる感染症はでていないか確認する。

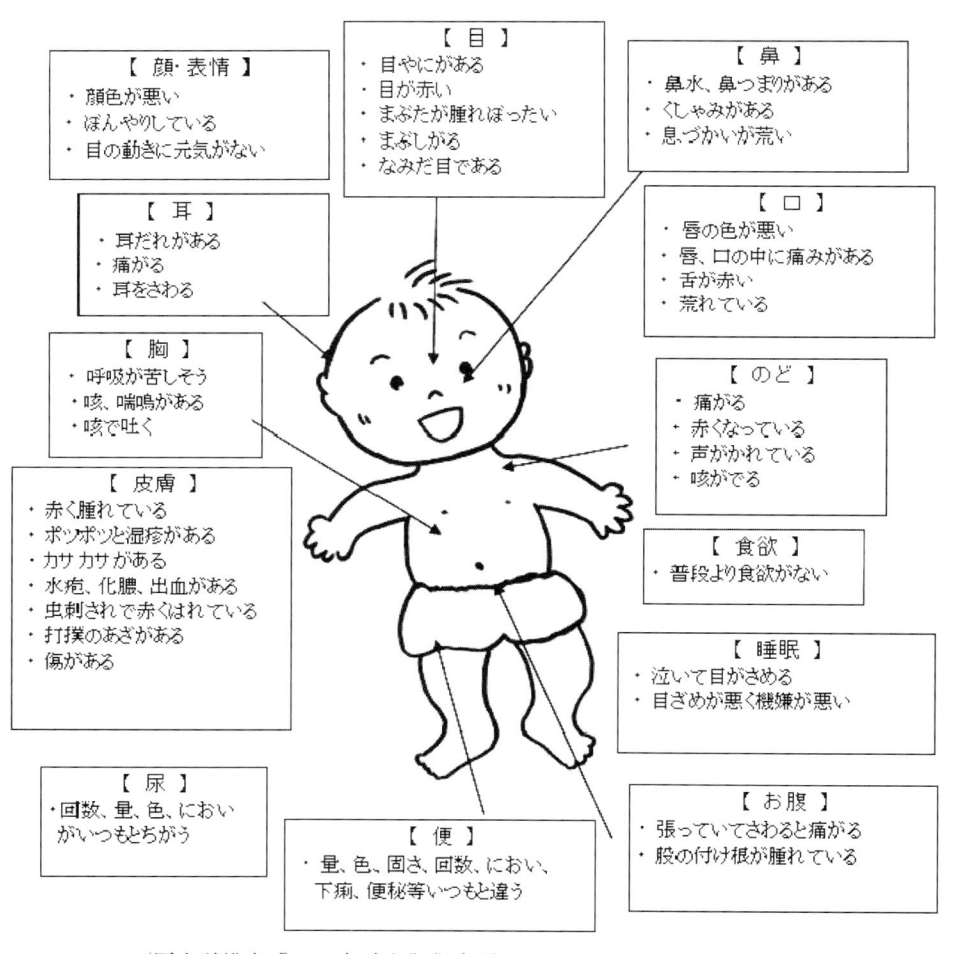

（厚生労働省「2018年改訂版保育所における感染症対策ガイドライン」による）

図5-1　子どもの症状を見るポイント

２．発育及び発達状態の把握と健康診断

　乳幼児期の最も大きな特徴は、発育、発達が顕著であることである。発育や発達は、出生後からの連続した現象であり、定期的・継続的に、又は必要に応じて随時、把握することが必要であり、それらを踏まえて保育を行わなくてはならない。発育、発達の状態の把握は、健康状態の見極めだけでなく、家庭や保育所での生活の振り返りにも有効である。

　発育状態の把握の方法としては、定期的に**身長**や**体重**等を計測し、前回の計測結果と比較する方法が最も容易で効果的である。あわせて、肥満ややせの状態（第３章参照）も調べることが大切である。この結果を、個別に記録するとともに、各家庭にも連絡することで、家庭での子育てに役立てられる。

　発達状態については、子どもの日常の言動や生活等の状態の丁寧な観察を通して把握する。心身の機能の発達は、脳神経系の成熟度合や疾病、異常に加えて、出生前及び出生時の健康状態や発育及び発達状態、生育環境等の影響もあり、更に個人差も大きいことから、安易に予測や判断をすることは慎むべきである。

３．保護者との情報の共有

　保護者からの情報とともに、登所時及び保育中を通じて子どもの状態を観察し、何らかの疾病が疑われる状態や傷害が認められた場合には、保護者に連絡するとともに、嘱託医と相談するなど適切な対応を図る。看護師等が配置されている場合には、その専門性を生かした対応を図る。

　保育中の子どもの心身の状態については、日々、必要に応じて保護者に報告するとともに、留意事項などについても必要に応じて助言する。保育中に発熱

などの異常が認められた場合、また傷害が発生した場合には、保護者に連絡を
するとともに、状況に応じて、嘱託医やかかりつけ医等の指示を受け、適切に
対応する必要がある。

　長期の観察によって、疾病や障害の疑いが生じた時には、保護者に伝えると
ともに、嘱託医や専門機関と連携しつつ、対応について話し合い、それを支援
していくことが必要である。また、疾病や傷害発生時、虐待などの不適切な養
育が疑われる時など、それぞれの状況に活用できるマニュアルを作成するなど
して基本的な対応の手順や内容等を明確にし、職員全員がこれらを共有して適
切に実践できるようにしておくことが必要である。この際、嘱託医や看護師、
栄養士等の専門的機能が発揮されることが望ましい。

━━━━━━━━━━━━━━━━━━━━━━━━━━━━━━━━━━━━━━━

問題

1．次の文は、子どもの健康に関する情報の収集についての記述である。適切
　　な記述の組み合わせを一つ選びなさい。

　　A　子どもから、ことばによって情報収集できる場合は、保護者からの情報
　　　　は不要である。

　　B　親はどんな場合でも祖父母より重要な情報源である。

　　C　子どもの示す様々な訴えや仕草は重要な情報である。

　　D　情報の内容と同時に、収集時の状況も重要な情報である。

　　E　情報収集、分析にあたっては、自分の考え方や価値観にとらわれないよ
　　　　うにする。

（組み合わせ）　1　A　B　C　　　　2　A　C　D　　　　3　B　C　E
　　　　　　　　4　B　D　E　　　　5　C　D　E

2．バイタルサインはどれか。2つ選べ。

　　1．呼吸　　　2．体温　　　3．食欲　　　4．排泄　　　5．睡眠

3．次の文は、子どもの保健に関する保育士等の役割についての記述である。

　適切な記述の組み合わせを一つ選びなさい。

A　よい保育を行うためには、保育士自身が健康であることが大切である。

B　子どもの健康に問題がないか確認するためには、毎日の健康観察が重要である。

C　適切な予防接種の内容や時期について、保護者にアドバイスする。

D　子どもの発熱時には、できるだけすみやかに解熱剤を飲ませる。

E　幼児の健康に関しては、健康診査や予防接種、医療機関の受診が大切であり、まだ幼児自身への健康教育は必要ない。

F　発疹のある子どもも、発熱がなく元気が良いときは通常の保育を行ってよい。

（組み合わせ）　1　A　B　C　　　　2　A　B　F　　　　3　A　B　E

　　　　　　　　4　B　C　F　　　　5　C　D　E

【参考文献】

1．保育所保育指針解説（平成30年3月　厚生労働省）

2．保育所における感染症対策ガイドライン（平成30年3月　厚生労働省）

3．教育・保育施設等における事故防止及び事故発生時の対応のためのガイドライン（平成28年3月　内閣府・文部科学省・厚生労働省）

第6章　子どもの病気：感染症

この章のねらい

　小児、特に乳幼児の免疫は、発達過程にあるため感染症に罹りやすく、重症化しやすい。また学校、幼稚園、保育園などで集団生活をおくるため、容易に伝染性疾患が子どもたちの間で広がりやすい。「学校保健安全法」（表1）では、病気の特徴により感染症を分類し、疾患の理解と予防に努めている。子どもが罹患しやすい病気をウイルス性、細菌性に分けて病気の原因、病態、症状、特徴を学ぶ。

1．ウイルス感染症

（1）麻疹

麻疹ウイルスの**飛沫感染・空気感染**による。潜伏期は９〜１１日であり、好

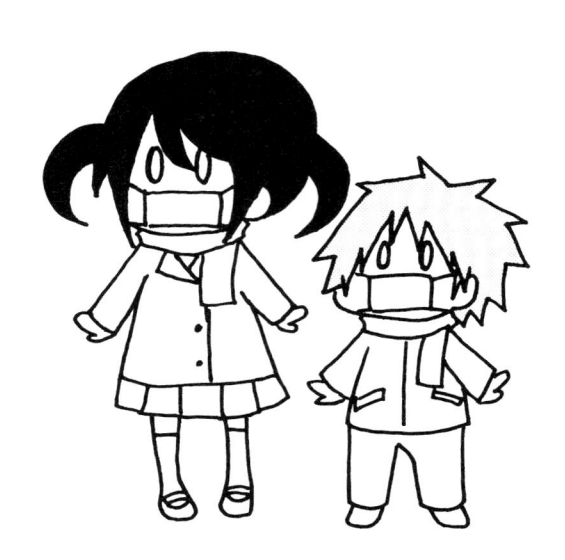

表6-1　集団生活において予防すべき感染症と対応一覧

	感染症名	病原体	潜伏期間	感染源となるもの	予防策の様式	予防策が必要な期間（感染期間）	出席停止期間
第一種	急性灰白髄炎	ポリオウィルス	7～21日	便、唾液	標準	主に急性期	急性期を過ぎるまで
	コレラ	コレラ菌	1～3日	便、まれに吐物	接触	罹患期間	治癒するまで
	細菌性赤痢	赤痢菌	1～7日（通常2～4日）	便	接触	罹患期間	治癒するまで
	ジフテリア	ジフテリア菌	2～7日	鼻咽腔、眼、皮膚病変部位	飛沫、接触	適切な抗菌薬開始後4日以内	治癒するまで
	腸チフス	チフス菌	1～2週	便、ときに尿	接触	罹患期間	治癒するまで
	パラチフス	パラチフス菌	1～2週	便、ときに尿	接触	罹患期間	治癒するまで
第二種	咽頭結膜熱	アデノウイルス	2～14日	咽頭、眼脂	飛沫、接触	罹患期間	主要症状消退後2日を経過するまで
	インフルエンザ	インフルエンザウイルス	1～3日	鼻咽頭分泌物	飛沫	解熱後2～3日（乳幼児の方がやや長いといわれる）	解熱した後2日を経過するまで
	水痘	水痘帯状疱疹ウイルス	14～16日	鼻咽頭分泌物、皮膚病変部位（水疱内容物）	空気	すべての発疹が痂皮化するまで	すべての発疹が痂皮化するまで
	百日咳	百日咳菌	7～10日	鼻咽頭分泌物	飛沫	適切な抗菌薬開始後5日	特有の咳が消失するまで
	風疹	風疹ウイルス	16～18日	鼻咽頭分泌物	飛沫	発疹が始まってから7日間	発疹が消失するまで
	麻疹	麻疹ウイルス	8～12日	鼻咽頭分泌物、痰、眼脂	空気	罹患期間	解熱した後3日を経過するまで
	流行性耳下腺炎	ムンプスウイルス	16～18日	鼻咽頭分泌物	飛沫	耳下腺腫脹後9日	耳下腺の腫脹が消失するまで
	結核	結核菌	6か月以内が多い	痰	空気	有効な治療が開始されて排菌がなくなり、咳が減少するまで	感染の恐れがなくなるまで
第三種	急性出血性結膜炎	エンテロウイルス	24～72時間	鼻咽頭分泌物、眼脂	接触	罹患期間	医師の判断
	腸管出血性大腸菌感染症	腸管出血性大腸菌	1～8日（通常3～4日）	便	接触	下痢が軽快し、便培養陰性が2回確認されるまで	医師の判断
	流行性角結膜炎	アデノウイルス	2～14日	鼻咽頭分泌物、眼脂	接触	罹患期間。発病後およそ2週間	医師の判断

（次頁へつづく）

表6-1 （つづき）

	感染症名	病原体	潜伏期間	感染源となるもの	予防策の様式	予防策が必要な期間（感染期間）	出席停止期間
第三種その他	ウイルス性肝炎	肝炎ウイルス	A：15〜50日、B：45〜160日、C：2週〜6か月、E：平均6週	便（A、E）、血液・体液（B、C）	A・E型接触、B・C型標準	A：発症あるいは黄疸出現後1週間	特に決められていないが児の体調が改善すればよい
	手足口病	コクサッキーウイルスA16、エンテロウイルス71	3〜6日	鼻咽頭分泌物、便	接触	主に急性期（数週間は糞便中に存在する）	急性期を過ぎれば感染力が弱まるので、児の体力が改善されればよい
	伝染性紅斑	ヒトパルボウイルスB19	4〜14日	鼻咽頭分泌物	標準	症状出現時期にはウイルス排泄はほとんど終了	発疹出現時にはウイルス排泄がほとんどないので停止の必要なし
	突発性発疹	ヒトヘルペスウイルス6	9〜10日	通常の経路では感染しない	標準	特になし	児の体力が回復すればよい
	ヘルパンギーナ	コクサッキーウイルス、エンテロウイルス	3〜6日	鼻咽頭分泌物、便	接触	主に急性期（数週間は糞便中に存在する）	特に決まりはない。児の体調が改善すればよい
	ヘルペス性歯肉口内炎	単純ヘルペス	2日〜2週	鼻咽頭分泌物	接触	正確な期間は決められない（無症状者でもウイルスを排泄し得る）	特に決まりはない。児の体調が改善すればよい
	感染性胃腸炎	腸炎ビブリオ、カンピロバクター、ノロウイルス、ロタウイルス、アデノウイルスなど	ノロウイルス12〜72時間、ロタウイルス2〜4日、カンピロバクター1〜7日、サルモネラ6〜48時間	便、吐物	接触	罹患期間	特に決まりはないが症状のある期間は出席停止
	A群溶血性レンサ球菌咽頭炎	A群溶血性レンサ球菌	2〜5日	咽頭分泌物	飛沫	治療開始後24時間	適切な抗菌薬を2〜3日内服し、児の体調が改善すればよい
	マイコプラズマ肺炎	マイコプラズマニューモニエ	2〜3週	鼻咽頭分泌物、痰	飛沫	罹患期間	急性期は停止。適切な抗菌薬で軽快すればよい
	蟯虫症	蟯虫	卵が経口感染して肛門部に成虫が出現するまで1〜2か月	肛門部に接触	接触	2回の治療が完了するまで	特に決まりはない
	伝染性膿痂疹（とびひ）	黄色ブドウ球菌、レンサ球菌	レンサ球菌7〜10日	皮膚病変部位	接触	治療開始後24時間	びらん面が乾燥するまで
	伝染性軟属腫（水いぼ）	ポックスウイルス	2〜7週	皮膚病変部位	接触	皮疹の見られる間	特に出席停止の必要なし。水泳時など直接皮膚が接触する場合については各施設の習慣による
	しらみ	頭しらみ	6〜10日	毛髪	接触	最初の治療まで	特に決まりはない
	疥癬	ヒゼンダニ	4〜6週間（再感染では1〜4日）	皮膚病変部位	接触	治癒するまで	特に決まりはない
	頭部白癬（しらくも）	白癬菌	不明であるが、10〜14日ともいわれる	皮膚病変部位	接触	治療するまで	特に決まりはない

※疾患は、一部改変してあります。

発年齢は1〜5歳である。症状は発熱、鼻水、咳、結膜充血がひどくなり、発熱から3〜4日後に解熱後再び発熱し、発疹が耳うら、顔面、体幹、四肢の順に出現する。発熱数日後、頬粘膜にコプリック斑が認められる。症状は約一週間の経過で軽快する。

　合併症は、肺炎、中耳炎、クループ、脳炎など併発し重症になることがある。**約1000人に1人死亡する**。治療は対象療法しかなく、1歳を過ぎたらなるべく早く麻疹ワクチン（現在は**MRワクチン**が行われている）接種し発症を予防することが重要である。

（2）風疹

　風疹ウイルスの飛沫感染による。潜伏期は14〜21日であり、好発年齢は5〜14歳である。軽度の発熱ではじまり、咳、鼻汁、結膜炎なども軽い。発疹は癒合することは少なく、顔面より始まり体幹、四肢に広がる紅色斑丘疹であり、特徴は**頚部のリンパ節腫張**である。妊婦が妊娠早期に感染すると胎児へ感染し、心奇形、難聴、白内障、網膜種などを合併し、これを先天性風疹症候群という。

　予防は、麻疹ワクチンと同時に**MRワクチン**として生後12ヶ月〜15ヶ月の早い時期に接種することである。大人での罹患は重症化する。

（3）水痘（みずぼうそう）

　水痘——帯状疱疹ウイルスの飛沫感染・接触感染により発症する。感染力が非常に強い。潜伏期間は14〜21日で、軽度の発熱とともに発疹が体幹、顔面、四肢へと広がる。紅斑、丘疹、水疱と変化し最後に痂皮をつくり2週間前後で治癒する。掻痒感が強く、掻くことにより化膿することがある。口腔内に水疱が出来ると水分摂取が困難になることがある。治療は**抗ウイルス薬**が有効である。水痘のワクチン接種により予防が可能である。

（4）流行性耳下腺炎（ムンプス・おたふく）

ムンプスウイルスによって飛沫感染する。好発年齢は、3〜6歳である。潜伏期間は2〜3週である。軽度の発熱とともに**耳下腺や顎下腺が腫張**するが、多くは3〜7日で腫張は消失し軽快する。髄膜炎の合併が患者の約5％に認められ、1000人に1人の割合で感音声難聴が見られる。成人では睾丸炎、卵巣炎、膵臓炎の合併が認められることがある。治療は対症療法を行う。

（5）突発性発疹

ヒトヘルペスウイルス6型（一部は7型）によりおこり、母親の唾液を介しての感染と考えられている。母親からの移行抗体が消失する生後5ヵ月以降、**6〜12ヵ月の乳児に発症**する。突然に発熱し、高熱（39〜40℃）が数日続いたあと、**解熱とともに全身に発疹**があらわれる。高熱のわりに全身状態がよいことが多いが、時に下痢、熱性けいれんを認めることがある。

（6）伝染性紅斑（りんご病）

ヒトパルボウイルスB19による感染症で、学童期前後の小児にみられる。潜伏期は4〜28日である。感染力は発疹出現前の潜伏期に強く、発疹出現後は低下する。微熱、上気道症状を前駆症状とし、**紅斑が両側の頬**に対照的に出現し、数日後に四肢の伸側の多型紅斑に続いて網状斑がでる。合併症として関節炎、紫斑病、血液再生不良発作がある。妊婦が感染すると、胎児水腫になったり、流産になることもある。

（7）手足口病

原因ウイルスは、コクサッキーウイルスA16が大多数で、エンテロウイルス71などもみられる。潜伏期は3〜6日で**飛沫、経口感染**でおこる。夏に多く発生する。手のひら、足の裏、口の中に、米粒大から大豆大の赤い水疱（水

ぶくれ）がでる。口の中の水疱は疼痛をともなう。水疱は7〜10日で治癒する。熱は殆どでない。ごく希に髄膜炎がある。治癒は対症療法。乳幼児の場合、**口内炎**が酷い時には、脱水に注意する。

（8）咽頭結膜熱（プール熱）

アデノウイルス3、4、7による感染である。潜伏期は5〜7日である。**夏に流行**することが多い。プールの水を介して感染するので、俗にプール熱といわれる。飛沫感染もする。発熱、咽頭炎、結膜炎が主な症状である。3〜4日ぐらいの高熱が続き、一週間ぐらいで治る。

（9）流行性角結膜炎

アデノウイルス8、19、37による、1〜2週間の潜伏期の後発症する。結膜が赤くなり、目やにや涙が出る。乳幼児では、結膜偽膜形成や細菌感染により角膜障害を生じることもある。非常に**感染力が強く**、手洗いをよくする。タオルは患者専用にして、家族のものとは別にする。学校、幼稚園、保育所は休ませる。

（10）ヘルパンギーナ

コックサッキーウイルス、エコーウイルスなどにより発症。潜伏期は2〜4日であり、乳幼児期に多く、夏の発生が多い。

突然の高熱・咽頭痛、頭痛などがみられる。咽頭の口蓋弓部の口腔粘膜に水疱や潰瘍をきたし、**喉の痛み**で摂食できないことがある。治療は、口腔内の痛みを緩和するなどの対症療法である。

（11）インフルエンザ

かぜの一種であり、インフルエンザA、B、C型ウイルスの飛沫感染、空気

感染による。急性呼吸器感染症で、1～2日の潜伏期の後、高熱、頭痛、**関節痛、筋肉痛**が突然現れ、続いて咳、鼻汁などの上気道症状があらわれる。B型では嘔吐、下痢、腹痛などの消化器症状が現れることもある。通常のかぜに比べて**症状が激烈**である。合併症として肺炎や**脳炎・脳症**をきたし重症化することがある。

　不活化ワクチンにより予防できるが、ウイルスの抗原性（オセルタミビル、リレンザ、アマンタジン）の投与が有効である。解熱剤のジクロフェナトリウム（ボルタレン）の使用は、脳炎・脳症の発生が高まるため禁忌である。流行期には、手洗い・うがいの励行、人ごみへの外出を避けることも重要である。

（12）日本脳炎

　日本脳炎ウイルスが**コガタアカイエカ**を媒介して人に感染する。8～9月の夏季に発病するが、不顕性感染が多く、発症は1000～2000人に1人で、日本での発病は予防接種の予防効果の為、少ない。豚における流行が人に感染を引き起こすといわれている。潜伏期は、7～10日である。発熱、頭痛、嘔吐がおこり、数日以内でけいれん、意識障害が現れることが多く**死亡率が高い**。治療は対症療法である。予防は不活化ワクチンの接種による。

（13）伝染性単核球症

　EBウイルスの感染症による。潜伏期は2～6週と考えられる。ウイルスは唾液を介し、経口・経気道的に伝播する。1～2歳までに殆どの乳幼児が感染する。症状は、1～2週間持続する発熱、咽頭痛、扁桃腺の偽膜、肝脾腫、全身倦怠感、頚部リンパ節腫脹を認める。通常2～3週間で治る。症状が重い場合は、肝障害を認めることがある。治療は対症療法である。

（14）腸管感染症

①ロタウイルス感染症

　ロタウイルスの経口感染で、感染力は強く、学校・施設・病院などでの集団感染を引き起こすことがある。冬季白色便性下痢症といわれ、冬から春にかけ乳幼児に多発し、白色便下痢をきたすのが特徴である。潜伏期は１〜２日で、発症は急で、発熱、嘔吐、下痢（白色便）がみられ、数日から１週間ぐらいで軽快する。

②ノロウイルス感染症

　ノロウイルスにより急性胃腸炎として発症する。糞便・吐物からの経口感染が多い。汚染した貝類や水も原因となる。非常に感染力が強く、**食中毒に分類**され、食中毒としては２番目に多い。**12月から2月に流行**する。１〜２日の潜伏期の後、突然吐き気、嘔吐、下痢が出現し、発熱を伴うこともある。症状は１〜２日で軽快するが、その後10日ほど糞便中にウイルスは排出される。感染拡大の防止には、吐物、糞便に対しては、0.1％の**次亜塩素酸ナトリウム**を使用する。予防には、食事前の流水と石鹸による手洗いが有効である。

（15）急性出血性結膜炎

　エンテロウイルスの飛沫感染及び接触感染による、潜伏期間は24時間から２〜３日と差がある。主な症状は、強い目の痛み、目の結膜（白眼の部分）の充血・結膜下出血・目やに、時には角膜の混濁をみとめることがある。予防は、手洗いの励行等の一般的な予防法を実施し、目やに・分泌物に触れないようにすること。留意すべきこととしては、洗面具やタオル等の共用をしないことが重要である。

（16）RS ウイルス感染症

　RS ウイルスの飛沫感染及び接触感染である。秋から冬にかけ流行する。潜伏期間は 4 〜 6 日である。症状は、咳・鼻汁であるが、2 歳未満では症状が強く表れ、特に生後 6 ヶ月未満の乳児では重症な呼吸器症状を生じ、入院管理が必要となる場合も少なくない。再感染することもあるが、年齢と共に症状は徐々に軽くなる。予防は、手洗いの励行等一般的な予防法の励行である。留意すべきことは、流行状況を把握しておくことであり、流行期には、0 歳児と 1 歳以上のクラスは互いに接触しないよう離しておき、互いの交流を制限する。特に呼吸器症状がある年長児が乳児に接触することを避ける。

（17）伝染性軟属腫（水いぼ）

　伝染性軟属腫ウイルスの接触で感染する。タオル、浮き輪、ビート板等を介して感染する場合もある（プールの水では感染しない）。潜伏期間は 2 〜 7 週。1 〜 5 mm 程度の丘しん、小結節（しこり）で、多くの場合では、数個〜数十個が集まっている。四肢、体幹等によくみられ、顔、首、陰部等どこにでも生じる。軽度のかゆみがある、皮膚のバリア機能が未熟な乳幼児、アトピー性皮膚炎患者等では、「水いぼ」をひっかいた手で別の個所を触ることで、その箇所にも感染が拡大し、広い範囲に「水いぼ」が生ずる場合がある。数か月から半年の長期間をかけて自然経過で治癒することもある。予防は、皮膚の清潔を保ち、保湿剤等でバリア機能を改善する。保育園等の集団生活では、「水いぼ」を衣類、包帯、耐水性ばんそうこう等で覆い、他の子どもへの感染を防ぐ。皮膚の保湿を保つ。

（18）B 型肝炎

　感染経路は、家族内または集団生活での水平感染と推定されている。血液の中の B 型肝炎ウイルス（HBV）が皮膚や粘膜の傷から入ったり、唾液、涙、

汗、尿からも感染する可能性がある。潜伏期間は、45〜160日。乳児や幼児では、キャリア化することがある。キャリア化すると一部で思春期以降に慢性肝炎を発症し、肝硬変や肝がんに進展する可能性がある。キャリアでは、自覚症状はない。予防はB型肝炎ワクチンである。留意すべきは、保護者に対し、保育所に入園する前に、定期接種について周知する。また、定期接種の対象でない子どもについても、HBワクチンの接種を済ませておくことが重要である。職員も任意接種としてHBワクチンの接種を受けることが重要である。

２．細菌感染症

（１）百日咳

百日咳菌の飛沫感染でおこる。感染力は強く、潜伏期間は１〜２週間である。母親からの免疫が期待できないため、乳幼児期から罹患し、１歳以下の乳児、ことに生後６か月以下では死に至る危険性がある。はじめ１〜２週間感冒様症状が続き、この時期が最も感染力が強い。その後連続性の短い咳（痙咳）がおこり、息を吸うときに笛声がきかれ、**咳嗽発作**が続くと呼吸困難になることもある。**乳児では、無呼吸発作や痙攣**をおこすことがある。咳の発作は次第に軽快するが、２ヶ月くらい残る。治療は、早期にマクロライド系抗菌剤を投与する。予防としては、**母親からの受動免疫が期待できないため**、わが国では３ヶ月時よりＤＰＴワクチン接種が行われている。

小児期での罹患は予防接種の普及により激減したが、近年成人の百日咳患者による感染が問題になっている。

（２）溶血性連鎖球菌感染症（猩紅熱）

A群 β ―溶血性連鎖球菌の飛沫及び経口感染により発症する。潜伏期は、２〜５日である。突然の発熱、咽頭痛の発症し、扁桃や咽頭の発赤、イチゴ舌

が認められ、続いて痒みをともなう栗粒大の発疹が出現し、回復期には**指先から始まる膜様落屑**により特徴付けられる。好発年齢は 3 ～ 6 歳。最近は少なくなったものの、注意すべき合併症には**急性腎炎、リウマチ熱**があり、これらの疾患への進展を防ぐ為には、適切な抗生剤（ペニシリン）を十分な期間投与する必要がある。

（3）伝染性膿痂疹（とびひ）

黄色ブドウ球菌、A 群 β 溶血性連鎖球菌による接触感染により発症する。潜伏期は 2 ～ 10 日である。夏季、乳幼児に好発する。湿疹や虫刺され部位を掻いた痕に細菌感染を起こし、びらんや水疱病変を形成し、水疱は膿をおび容易に破裂し、周囲に新しい病巣を拡大していく。掻痒感を伴うことが多い。アトピー性皮膚炎がある場合は、重くなることがある。経口抗菌薬と外用薬により治療される。

（4）細菌性食中毒

①病原性大腸菌感染症

大腸菌のうち、病原性の強い菌群による感染症である。感染様式は、汚染食品の経口感染、糞口感染、接触感染、水を介した感染などがある。潜伏期は、3 ～ 8 日である。

症状は、頻回の下痢、**粘血便、腹痛**である。脱水症状に注意する。病原菌は数種に分類されており、なかでも、ベロ毒素を産出する腸管出血性大腸菌感染症では、溶血性尿毒症症候群などを合併し、乳幼児では重症化する場合がある。菌の種類には、O157、O17、O26、O111 などがある。子どもでは 3 週間にわたり菌が便から排出することがあり、家族は手洗いを徹底する必要がある。治療は、抗生物質を投与する。脱水の治療が必要なこともある。

②サルモネラ感染症

　サルモネラ菌の感染による。人畜共通の感染症であり、肉、鶏卵、ミルクなどの経口摂取し感染する。潜伏期は6〜48時間である。細菌性食中毒の原因の第一位である。好発年齢は1〜5歳である。発熱、下痢、**腹痛**、嘔吐、**血便**を呈し、敗血症になることもある。症状が治癒しても、保菌者になることが多い。診断は、便の培養による。治療は、**自然治癒傾向**があり予後良いので、対症療法（食事療法、補液）が中心となる。しかし便への菌の排泄は約3週間と長く、保育園などの集団では2次感染への注意が必要である。症状のひどい時のみ抗生剤が使用される。

③カンピロバクター腸炎

　カンピロバクターは細菌性胃腸炎として最も頻度の多い原因である。**好発年齢は乳幼児**である。感染源は汚染された食肉、とくに鶏肉が重視されている。調理者の手指、調理器具、汚染水によっても経口感染する。潜伏期は2〜5日である。症状は他の細菌性胃腸炎と同じで、発熱、腹痛、下痢、血便、嘔吐である。腹痛は下痢とともに多くみられ、時に凄く痛む。血便が（40〜90%）多くみられるのが特徴である。**自然治癒傾向**が強いため、対症療法が中心となる。重症例では抗菌剤を投与する。

（5）結核

　結核患者の飛沫感染（空気感染）によって経気道感染する。一般には、家庭内、学校、病院での集団感染が主な原因になっており、乳幼児では家庭内感染が主である。多くは無症状であり、ツベルクリン反応が自然陽転し、胸部レントゲン撮影で診断、発見されることが多い。発病する人の50%は、感染後2年以内に発病する。

　咳、痰、発熱が2週間以上続き原因が不明な時は、肺結核を疑う。一般的に

は、肺門リンパ節結核となり、さらに肺結核となるが、乳児の結核は、栗粒結核や結核性髄膜炎など重症になりやすい。診断は、喀痰の塗抹、培養検査、ツベルクリン反応による。予防は、出生後早期に BCG 接種（重症化や発病阻止の為）が行われる。自然感染の初感染には、抗結核剤の内服が勧められる。

（6）マイコプラズマ感染症

マイコプラズマの飛沫感染による。学童期以降に多いが、幼児にもみられる。夏から秋にかけて流行することが多い。家庭内感染や再感染も多くみられる。潜伏期間は 2 ～ 3 週。主な症状は咳、発熱、頭痛の風邪症状である。時に咳が徐々に激しくなり、経過が数週間に及び中耳炎、肺炎等を伴い重症化することもある。予防はエチケットの励行等の一般的な予防法を実施することが大切である。

（7）アタマジラミ症

アタマジラミは、接触感染で頭髪に直接感染することや体や頭を寄せ合うことで感染する。また、寝具、タオル、マフラー、帽子、水泳帽、クシ、ブラシ、ヘアゴム、体育マット、ロッカー等の共用により感染することがある。潜伏期間 10～30 日。予防は、保育所で感染が確認された場合、昼寝の際には、子どもの頭と頭を接しさせないよう工夫する。毎日シャンプーを行い、目の細かいクシで丁寧に頭髪の根元からすき、シラミや卵を取り除く。周囲の感染者を一斉に治療することが感染防止対策としてとられている。

（8）疥癬

ヒゼンダニはヒトからヒト又は、リネン類や布団の共用等で感染する。潜伏期間は、約 1 か月。症状は、体の皮膚にかゆみ（夜間に強い）を伴う発しん（丘しん）、水疱（水ぶくれ）、膿疱、結節（しこり）等である。手足等には綿

保育所における消毒の種類と方法
〈消毒薬の種類と用途〉

　保育所において消毒に使用される消毒薬の種類と用途については表3を参照すること。

表3　消毒薬の種類と用途

薬品名	塩素系消毒薬 （次亜塩素酸ナトリウム等）	第4級アンモニウム塩 （塩化ベンザルコニウム等） ※逆性石けん又は陽イオン界面活性剤ともいう。	アルコール類 （消毒用エタノール等）
消毒をする場所・もの	・調理及び食事に関する用具（調理器具、歯ブラシ、哺乳瓶等） ・室内環境（トイレの便座、ドアノブ等） ・衣類、シーツ類、遊具等	・手指 ・室内環境、家具等（浴槽、沐浴槽、トイレのドアノブ等） ・用具類（足浴バケツ等）	・手指 ・遊具 ・室内環境、家具等（便座、トイレのドアノブ等）
消毒の濃度	・0.02%（200ppm）〜0.1%（1,000ppm）液での拭き取りや浸け置き	・0.1%（1,000ppm）液での拭き取り ・食器の浸け置き：0.02%（200ppm）液	・原液（製品濃度70〜80%の場合）
留意点	・酸性物質（トイレ用洗剤等）と混合すると有毒な塩素ガスが発生するので注意する。 ・金属腐食性が強く、錆びが発生しやすいので、金属には使えない。 ・汚れ（有機物）で消毒効果が低下する。このため、嘔吐物等を十分拭き取った後に消毒する。また、哺乳瓶は十分な洗浄後に消毒を行う。 ・脱色（漂白）作用がある。	・経口毒性が高いので誤飲に注意する。 ・一般の石けんと同時に使うと効果がなくなる。	・刺激性があるので、傷や手荒れがある手指には用いない。 ・引火性に注意する。 ・ゴム製品、合成樹脂等は、変質するので長時間浸さない。 ・手洗い後、アルコールを含ませた脱脂綿やウェットティッシュで拭き自然乾燥させる。
有効な病原体	すべての微生物（ノロウイルス、ロタウイルス等）	一般細菌（MRSA等）、真菌	一般細菌（MRSA等）、結核菌、真菌、ウイルス（HIVを含む。）等
消毒薬が効きにくい病原体		結核菌、大部分のウイルス等	ノロウイルス、ロタウイルス等
その他	・直射日光の当たらない涼しいところに保管する。	・希釈液は毎日作りかえる。	

※　通常の衛生管理における消毒については、消毒をする場所等に応じ、医薬品・医薬部外品として販売されている製品を用法・用量に従って使い分ける。ただし、糞便や嘔吐物、血液を拭き取る場合等については、消毒用エタノール等を用いて消毒を行うことは適当でなく、次亜塩素酸ナトリウムを用いる。

状の隆起した皮しん（疥癬トンネル）もみられる。予防としては、日常的に手洗いの励行などの一般的な予防法を実施することが重要である。地域での流行状況を常に把握し、情報を保育所と保護者が共用しておくことも大切である。

＝＝＝＝＝＝＝＝＝＝＝＝＝＝＝＝＝＝＝＝＝＝＝＝＝＝＝＝＝＝

小テスト：次の文章に関して、下線部の表記の正しいものに○を誤っているものに×をつけなさい。

1．麻疹に罹り、そのウイルスを免疫系が記憶すると、再度感染しても速やかにウイルスを処理するため、<u>通常二度と麻疹に罹らない</u>。

2．乳児の結核感染は、<u>栗粒結核</u>など重篤になりやすい。

3．食中毒が疑われる場合、麻疹などと異なり<u>隔離する必要はない</u>。

4．<u>風疹</u>（3日ばしか）には<u>コプリック斑</u>という特徴的な口内疹が認められる。

5．麻疹は<u>解熱後3日経過</u>するまで登校できない。

6．風疹は<u>解熱するまで</u>登校は出来ない。

7．一般的に細菌性下痢はウイルス性下痢より<u>症状が強い</u>。

8．溶連菌感染症の注意すべき合併症には、<u>急性肝炎、リウマチ熱</u>がある。

参考文献：

こどもの病気の地図帳　鴨下重彦・柳澤正義／

監修　講談社

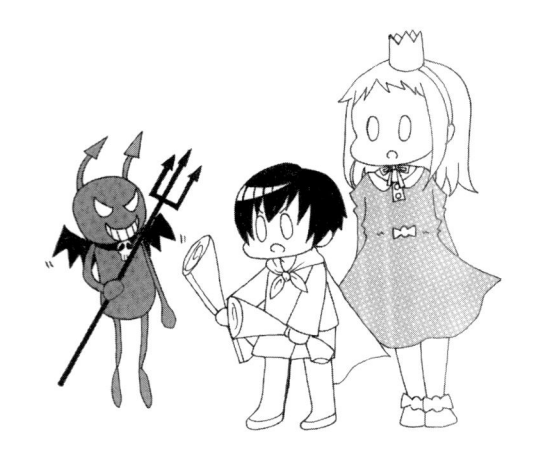

第7章　子どもの病気：アレルギー疾患

> この章のねらい
>
> 　アレルギーの機序を知り、代表的なアレルギー疾患である食物アレルギー、気管支喘息、アトピー性皮膚炎について学ぶ。

　病気（主に感染症）が治る、同じ病気に2度かからない。これは免疫の働きである。しかしこの働きが強く出すぎると病気を起こしてしまう。これがアレルギー疾患である。

　すなわち免疫反応の結果、生体に対して局所的または全身的な障害を引き起こす疾患である。この反応を起こす抗原物質をアレルゲンと呼び、本来は病原性を有しないはずの食物や花粉、家のほこり（ダニ）、ペットのふけなどがアレルゲンとなって粘膜から生体に進入し障害を引き起こす。初めのアレルゲンの侵入によって多量に作り出されたIgE抗体が、再度のアレルゲン侵入時に反応し、その結果ヒスタミンなどの化学伝達物質が放出されることで発症する。

1. 食物アレルギー

a. 食物アレルギーとは、原因食物を摂取した後に免疫学的機序を介して生体にとって不利益な症状が惹起される現象をいう（日本小児アレルギー学会、2005）と定義されている。

b. 症状

・粘膜症状：掻痒感、じんましん、発赤、湿疹

- 眼症状：結膜充血、搔痒感、流涙、眼瞼浮腫
- 口腔咽喉頭症状：口腔・口唇・舌の違和感・腫張、喉頭絞扼感、喉頭浮腫、嗄声、喉の痒み・イガイガ感
- 消化器症状：腹痛、悪心、嘔吐、下痢、血便
- 呼吸器症状：くしゃみ、鼻汁、鼻閉、呼吸困難、咳嗽、喘鳴
- アナフィラキシーショック：頻脈、虚脱状態（ぐったり）・意識障害・血圧低下

　このように症状は、消化器症状だけでなく呼吸困難から全身および生命に関わることもある。抗原が作用して数分〜15分位で反応が起きる（遅くても2時間以内）。

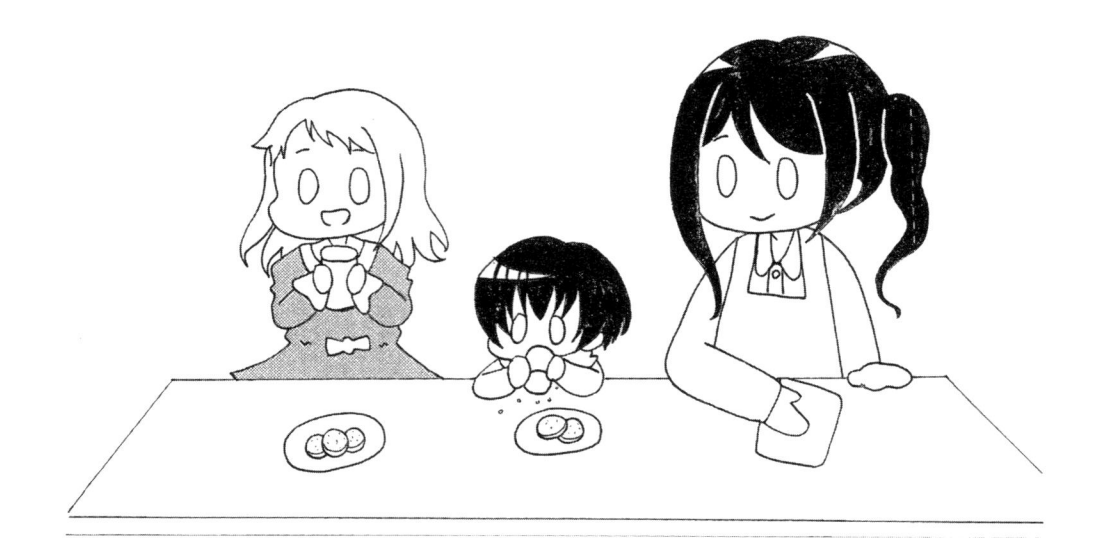

アナフィラキシー

IgE が関与するアレルギーの中では最も重いアレルギー反応で、呼吸困難、血圧低下、全身けいれんのショック症状をきたし、死亡することがある。

c. 診断

すべての免疫機序を証明できる検査法はない。十分な問診、食事日誌、特異 IgE 抗体（RAST）：血液検査など行った後、食物除去試験、食物負荷試験を行う。

d. 対策

A. アレルゲンとの接触、誤食が起きるのを避けること

〈幼稚園、保育所での対策〉

入園時

1）調査票〜診断書を提出してもらったうえで、詳細な聞き取りを行う。

2）注意を要する活動や行事

　小麦粘土を使った活動、蕎麦打ち体験、牛乳パックの洗浄など

3）食事（給食）内容

・医師の診断をもとに、一人一人に合わせ原因食品を除去する。

・できるだけ見た目も同じとなるように代替食を工夫する（アレルゲンが多種にわたる場合は弁当）。

　アレルギーを持つ子が間違って食べてしまわないための配慮、工夫

・配膳：アレルギー食を食べる子のそれぞれの名前、

　何のアレルギーかを記入したお盆やトレーに配膳する。

・食事中：隣の子との間を少しあけて保育者が入り、目を離さないようにする。

食べ終わった子は、着ている物に食べこぼしが無いか良く見て、保育室全体に散らばらないようにする。確認し掃除を行う。

〈表示を見ることで、食べても大丈夫な加工食品を選べること〉

表 に食品衛生法での表示義務品目を示す。

1次製品だけでなく、加工され形が変わった場合にも注意する。

B.急変時の対応

1）他のスタッフの応援を仰ぐ〜マニュアルの作成。

2）救急車の要請と保護者への連絡。

3）救急蘇生の実行

4）エピペンの使用：アナフィラキシーを疑ったらすぐに

表7-1　食品衛生法での表示義務品目

規定	アレルギーの原因となる食品の名称	表示をさせる理由	表示は義務かどうか
省令	卵、乳、小麦、えび、かに	発症件数が多いため	表示義務
	そば、落花生	症状が重くなることが多く、生命に関わるため	
通知	あわび、いか、いくら、オレンジ、キウイフルーツ、牛肉、くるみ、さけ、さば、大豆、鶏肉、バナナ、豚肉、まつたけ、もも、やまいも、りんご、ゼラチン、	過去に一定の頻度で発症が報告されたもの	表示を奨励（任意表示）

①エピペン ®」の使用について

「エピペン ®」は本人もしくは保護者が自ら注射する目的で作られたものである。

投与のタイミングとしては、アナフィラキシーショック症状が進行する前の初期症状（呼吸困難などの呼吸器の症状や血圧低下が出現したとき）のうちに注射するのが効果的であるとされている。アナフィラキシーの進行は一般的に

急速であり、「エピペン Ⓡ」が手元にありながら症状によっては児童生徒が自己注射できない場合も考えられる。「エピペン Ⓡ」の注射は法的には「医療行為」にあたり、医師でない者（本人と家族以外の者である第3者）が「医療行為」を反復継続する意図をもって行えば医師法に違反することになる。しかし、アナフィラキシーの救命の現場に居合わせた教職員が、「エピペン Ⓡ」を自ら注射できない状況にある児童生徒に代わって注射することは、反復継続する意図がないものと認められるため、医師法違反にならないと考えられる。また、医師法以外の刑事・民事の責任についても、人命救助の観点からやむをえず行った行為であると認められる場合には、関係法令の規定によりその責任が問われないものと考えられる。

2．気管支喘息

　呼吸をするときにヒューヒュー、ゼイゼイという音（これを喘鳴と言う）が聞こえる呼吸困難を繰り返す病気である。喘息発作の原因となっている体の部分は、気管から分岐した先の気管支と肺胞全般である。気道に慢性の炎症があり、気道過敏性・気流制限が起こってしまっている。

　a. 気管支喘息の頻度：平成24年度の「ぜん息」の者の割合は、幼稚園2.3パーセント、小学校4.2パーセント、中学校3.0パーセントとなっており、前年度と比べると、幼稚園で上昇している。

b. 気管支喘息の発作程度の判定
　　小発作：少しぜいぜいしているが、普通に動いたり話したり食べたり出来る。
　　中発作：ぜいぜいして、少し動いても苦しくなる。食欲がない。やっと話

エピペン®（アドレナリン（エピネフリン）自己注射）の使い方

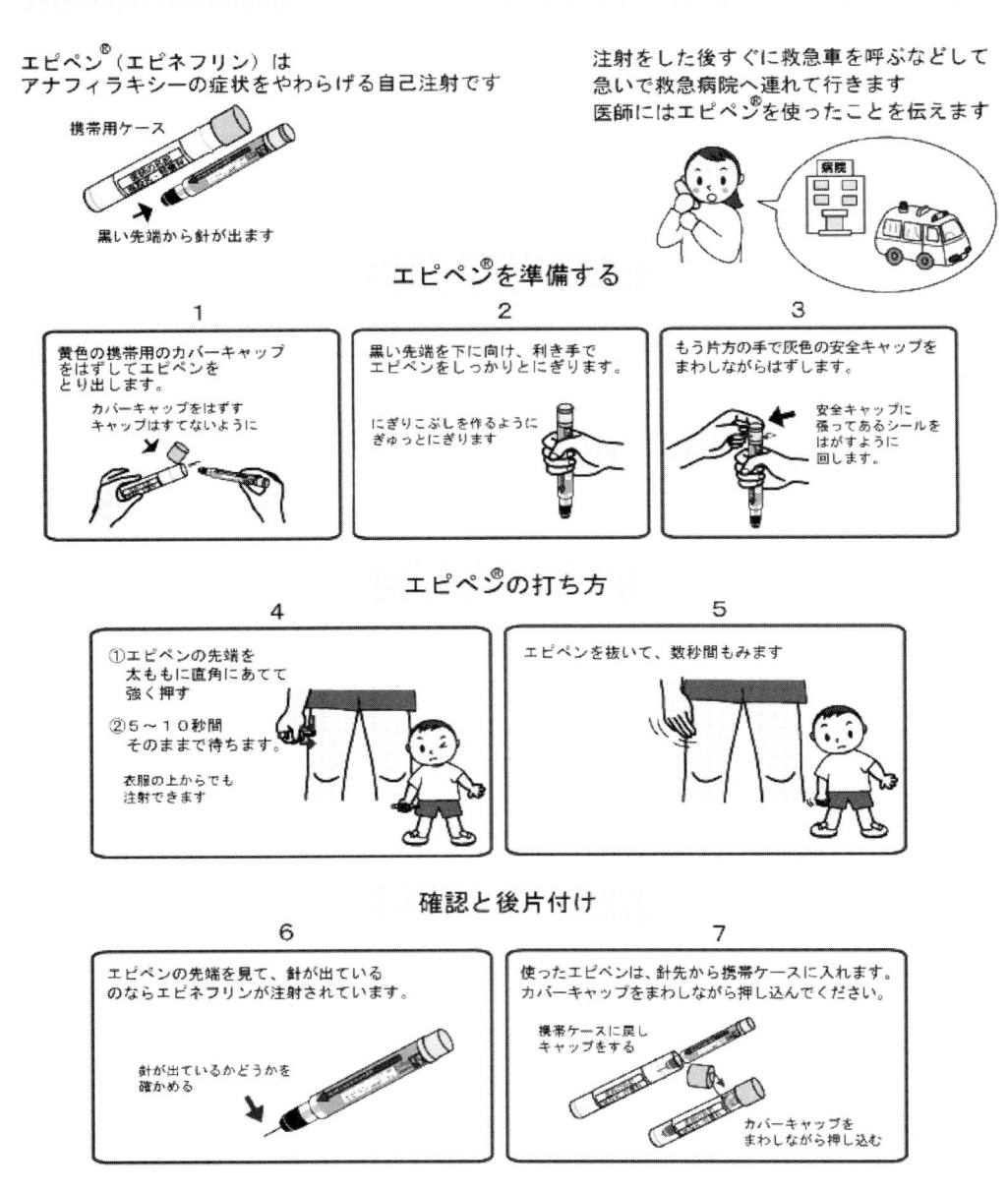

**エピペン®（エピネフリン）は
アナフィラキシーの症状をやわらげる自己注射です**

携帯用ケース

黒い先端から針が出ます

**注射をした後すぐに救急車を呼ぶなどして
急いで救急病院へ連れて行きます
医師にはエピペン®を使ったことを伝えます**

病院

エピペン®を準備する

1
黄色の携帯用のカバーキャップ
をはずしてエピペンを
とり出します。

カバーキャップをはずす
キャップはすてないように

2
黒い先端を下に向け、利き手で
エピペンをしっかりとにぎります。

にぎりこぶしを作るように
ぎゅっとにぎります

3
もう片方の手で灰色の安全キャップを
まわしながらはずします。

安全キャップに
張ってあるシールを
はがすように
回します。

エピペン®の打ち方

4
①エピペンの先端を
太ももに直角にあてて
強く押す

②5〜10秒間
そのままで待ちます。

衣服の上からでも
注射できます

5
エピペンを抜いて、数秒間もみます

確認と後片付け

6
エピペンの先端を見て、針が出ている
のならエピネフリンが注射されています。

針が出ているかどうかを
確かめる

7
使ったエピペンは、針先から携帯ケースに入れます。
カバーキャップをまわしながら押し込んでください。

携帯ケースに戻し
キャップをする

カバーキャップを
まわしながら押し込む

厚生労働科学研究「セルフケアナビ食物アレルギー」より

図7-1　エピペン®の使い方

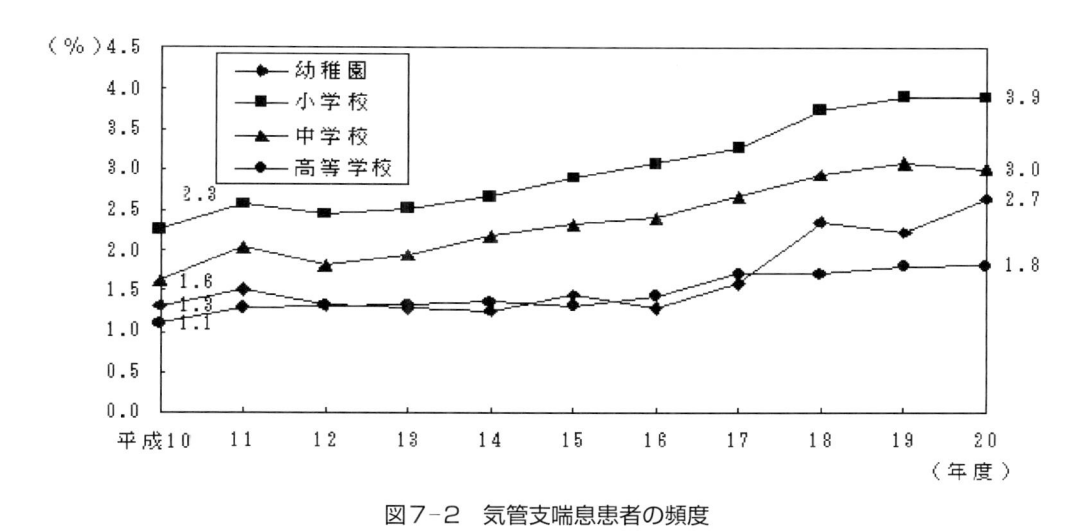

図7-2　気管支喘息患者の頻度

　　が出来る。チアノーゼなし。

大発作：ぜいぜいひどくなって、横になれず、座り込んでしまう（起坐呼
　　　　吸）。話が出来ず、動けない。チアノーゼあり。

呼吸不全：ぜいぜいは弱いか無い（改善と誤認しない）、呼びかけに反応
　　　　しない、便尿失禁、チアノーゼあり。

　　※チアノーゼに関しては P.75 を参照のこと

c. 気管支喘息の発作程度別の対応

小発作：学校で観察して良い唯一の発作レベル。運動を避け、安静、腹式
　　　　呼吸、排痰、（時に薬物）

中発作：発作治療薬の吸入、内服。保護者に連絡〜医療機関受診を促す

大発作：救急搬送（救急車要請）。坐位の保持、薬物。

呼吸不全：救急車〜一次救命処置。

３．アトピー性皮膚炎

　かゆみを伴う湿疹が顔や関節などに現れ、長く続く病気である。文部科学省が行っている学校保健統計調査では「アトピー性皮膚炎」の者の割合は幼稚園2.4％、小学生3.1％、中学生2.5％、高校生2.1％であった。原因、低年齢では食物アレルギーのものが多い。症状は、乳児：　顔面皮膚または頭部皮膚を中心とした紅斑または丘疹がある。耳切れが見られることが多い。患部皮膚に掻き痕がある。

　紅斑：赤い発疹、丘疹：盛り上がった発疹、

　幼児・学童：頸部皮膚または腋窩、肘窩もしくは膝窩の皮膚を中心とした紅
　　　　　　　斑、丘疹または苔癬化病変がある。耳切れが見られることが多
　　　　　　　い。乾燥性皮膚や粃糠様落屑を伴う。患部皮膚に掻は痕がある。

　苔癬化：つまむと硬い、きめの粗い皮膚

　粃糠様落屑：米ぬか様の皮膚の断片

　治療法はスキンケア（保湿剤など）・薬物療法（ステロイド外用薬など）が行われる。

◆◆

小テスト：次の文章に関して、下線部の表記の正しいものに○を誤っているものに×をつけなさい。

１．IgG は、アレルギーに関与する免疫グロブリンである。

２．食物アレルギーが起きるのを避けるため、表示を見ることが大切である。
　　その表示義務品目は、卵・乳・小麦・そば・大豆・エビ・カニである。

３．小児の気管支喘息の半分以上は、思春期まで寛解にする。

４．気管支喘息の発作で、喘鳴が小さくなってきたときは、回復の兆候である。

第8章　子どもの病気：血液疾患、悪性腫瘍

この章のねらい

　子どもの血液の病気は様々のものがある。まず血液の赤血球が足らなくなる貧血がある。そして血管の異常や血液の中にある血小板や凝固因子の異常による出血性の病気がある。子どもの悪性腫瘍の1位は白血病である。子どもの悪性腫瘍の2位は脳腫瘍である。子どもの悪性腫瘍の3位は神経芽細胞腫である。

　子どもの白血病の5年後生存率は90%と高いが、固形腫瘍である脳腫瘍や神経芽細胞腫の5年後生存率は、子どもの白血病に比べて低い。

1．血液疾患

貧血

　貧血には鉄欠乏性貧血（牛乳貧血など鉄が不足するためにおこる）、溶血性貧血（何らの原因で赤血球が破壊されるために貧血になる）や悪性貧血（＝ビタミンB12が欠乏しておこる貧血）などがある。

鉄欠乏性貧血

　子どもの鉄欠乏性貧血は、子どもの成長に著しい出生後6か月〜2歳と思春期におこりやすい。子どもの鉄欠乏性貧血は、身体的活動や学業成績を低下させる可能性があり、その予防・治療が重要である。

血小板の異常

特発性血小板減少性紫斑病（ITP）

自己の血小板に対する抗体（PAIgG）ができることにより血小板が破壊され低下する病気である。治療としては、大量ガンマグロブリン治療などがある。

溶血性尿毒症症候群（HUS）

病原大腸菌 O157 などによる微小血管障害による溶血（赤血球が破壊）がおきることにより、貧血、血小板減少、急性腎不全をきたす病気である。治療として、透析治療などがある。

血管壁の異常

アレルギー性紫斑病

感染（溶連菌など）や薬物により毛細血管透過性が亢進して出血傾向をきたす病気である。

凝固異常症

先天性凝固異常症

血友病

血友病 A は第 8 因子が欠損しているか極端に少ない病気である。血友病 B は第 9 因子が欠損しているか極端に少ない病気である。症状として、関節出血や筋肉内出血が認められる。治療としては、それぞれの凝固因子を静脈から補充する。

後天性凝固異常症

ビタミン K 欠乏が代表である。新生児早期の下血・吐血の原因として重要である。治療ならびに予防はビタミン K を投与することである。現在ビタミ

ンＫは、すべての子どもを対象として出生後まもなくと産科退院時と一ヶ月健診時に予防的に投与されている。

播種性血管内凝固 DIC

　重症感染症や悪性腫瘍などによって血液中の凝固系が亢進することにより全身の血管に血栓がおきる状態を言う。治療は、ヘパリンなど抗凝固剤を投与する。

2.　悪性腫瘍

白血病

　白血病は、子どもの悪性腫瘍の中で最も多い病気である。毎年人口 10 万に 3 ～ 4 人の割合で白血病が発症している。症状としては、顔色が悪い（貧血）、出血傾向（歯肉出血など）不明な発熱などである。子どもの白血病の多くが急性白血病でその大部分が急性リンパ性白血病である。幸いなことに急性リンパ性白血病は、抗がん剤による治療に大変良く反応する。ちなみに普通の急性リンパ性白血病は、5 年後生存率は 90％以上でほとんどが生存している。つまり子どもの白血病の多くは治ると考えてよい。しかしながら、普通の急性リンパ性白血病でも初回の入院生活は 1 年位の長期となる。その間に抗がん剤の注射や放射線治療あるいは、骨髄穿刺などの苦痛を伴う検査など白血病の子ども達は多くの試練を経なければならない。また白血病がよくなっても再発の心配もある。急性リンパ性白血病が再発した場合は、造血幹細胞移植を受ける可能性が高くなる。彼らは造血幹細胞移植治療というまた一つ高いハードルを越えなければならない。

脳腫瘍

　子どもの脳腫瘍は、白血病に次いで多い小児がんである。子どもの脳腫瘍は、テント下腫瘍といい脳の下の深く狭い部分に多く発生するため頭の中の圧が高くなる。従って頭痛、嘔吐が主な症状となる。また脳の深い部分（小脳や脳幹など）に腫瘍が発生するために、ころびやすい（歩行の異常）や物が２重に見えるなどの目の症状も認められることもある。脳は体の中で最も複雑な組織であるため仮に脳腫瘍が良性であっても決して安心と言えない。治療法として、手術治療に加えて放射線治療、化学療法が行われている。

神経芽細胞腫

　神経芽細胞腫は、副腎や体の後ろ深くのある交感神経節から発生する先天性の小児がんである。症状としては、おなかのしこり（腹部の腫瘤）として発見されることが大半である。治療は、年齢と進行具合（ステージ）によるが、手術療法と抗がん剤による化学療法がある。治療成績は、年齢（１歳未満）と進行具合（ステージ）によっては良好な場合もある。

悪性リンパ腫

　悪性リンパ腫は、10歳以上の子どもに多く見られる小児がんである。症状としては、典型的には首（頚部）リンパ節がはれる。その他原因不明の発熱や腹部腫瘤などの場合もある。治療は、手術治療と抗がん剤による化学療法、放射線治療である。

ウイルムス腫瘍

　腎臓の先天性腫瘍である。症状としては、おなかのしこり（腹部の腫瘤）として発見される。神経芽細胞腫との区別が問題となるときがある。治療は、手術療法のみである。

網膜芽細胞腫

網膜に発生する先天性がんである。がんの発生した目の瞳孔は、猫の目のように白色に見えることで発見される。治療は、がんの大きさが小さい時は、レーザー治療であるが、大きい場合は、がんの発生した眼球を摘出するか化学療法を行う。

表8-1　子どもの悪性腫瘍の頻度

急性白血病　　　（第1位）	小児がんの約35%
脳腫瘍　　　　　（第2位）	小児がんの約19%
神経芽細胞腫　　（第3位）	小児がんの約14%

小テスト：次の文章の表記の正しいものに○を誤っているものに×をつけなさい。

1．子どもの悪性腫瘍の中で最も多いのは、白血病である。
2．子どもの急性リンパ性白血病は、治りにくい。
3．子どもの固形腫瘍は、子どもの白血病に比べて治りにくい。

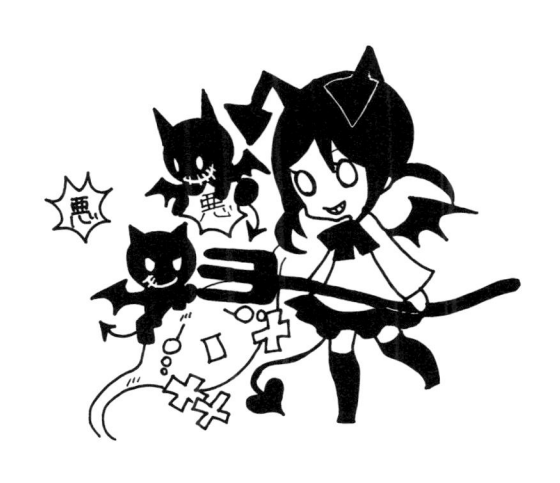

第9章　子どもの病気：循環器疾患、呼吸器疾患

この章のねらい

　子どもの心臓病において大切なのは、先天性の心臓の病気である。生まれてまもなくは、心雑音が必ずしもはっきりせずに多呼吸など心不全の症状を示すことがあり注意が必要である。後天性の心臓病で大切なのは、川崎病の合併症の一つである冠動脈瘤である。子どもの呼吸器の病気においては、新生児期においては、呼吸窮迫症候群が重要である。乳幼児期以降では、上気道炎、気管支炎、肺炎が重要である。

1．心臓疾患

　子どもの心臓疾患で最も問題となるのは先天性心疾患である。以下で先天性心疾患について説明する。

先天性心疾患

　左右短絡のある（血液が心臓の左側から右側に漏れてしまう）先天性心疾患

心室中隔欠損：VSD（Ventricular Septal Defect）

　先天性心疾患のなかで最も多い心臓の奇形である。心室を左右に隔てる心室中隔に生まれつき穴が開いている。幸い心室中隔欠損症の20〜30％は穴が自然に閉鎖する。自然に閉鎖しない場合は、手術で心室中隔の穴を閉じる。

動脈管開存　PDA（Patent Ductus Arteriosus）

　動脈管は、胎児期には、開通していた肺動脈と大動脈をつないでいる管である。未熟児や早産児の場合は、薬（インドメサシンなど）で動脈管を閉じることを試みるが、基本的にはすべて手術やカテーテル治療により動脈管を閉じる。

心房中隔欠損：ASD（Atrial Septal Defect）

　心房中隔欠損症は、心房を左右に隔てる心房中隔に先天的に穴が開いている。心室中隔欠損症に比べて自然に閉じる率は低いと言われている。閉じない場合は、手術的に心房中隔の穴を閉じる。

右左短絡のある先天性疾患

ファロー四徴症 T/F（Tetralogy of Fallot）

　心室中隔欠損、肺動脈狭窄、大動脈騎乗、右室肥大の4つを持つ生まれつきの心奇形である。

　重い症状として、無酸素発作（チアノーゼ発作）をおこすことがある。これは、肺動脈の基の部分（漏斗部と言う）がさらに狭くなりおこる発作である。無酸素発作（チアノーゼ発作）は睡眠から目覚めた後、哺乳、排便、啼泣、発熱、脱水などが引き金となっておこる。治療としては直ちにおむつをはずして、膝胸位をとらせる。（こうすることにより肺動脈の基の部分が広がり肺に行く血流が増える）そして酸素投与する。酸素が足らない状況を悪化させないためになるべく泣かさないようにする。無酸素発作予防のために β 遮断剤の内服とブラロックの手術（鎖骨下動脈と肺動脈との間に短絡（シャント：交通路）を作成する。そしてすべて根治手術を行う。

チアノーゼとは？

　唇や手足が紫色になることを言う。血液の中の還元ヘモグロビン（酸素を放したヘモグロビン）が 5g/dl 以上で出現 する。

無酸素発作とは？

　睡眠から目覚めた後、哺乳、排便、啼泣、発熱、脱水などがきっかけで、肺動脈の基の部分（漏斗部と言う）がさらに狭くなり、チアノーゼをおこすものである。

完全大血管転位

　左室から肺動脈が出て、右室から大動脈が出る先天的心奇形である。体循環と肺循環が混じる短絡がないと生存できない。動脈管依存の先天性心疾患には、完全大血管転移以外に高度の肺動脈狭窄または肺動脈閉鎖を伴うファロー四徴症、三尖弁閉鎖、単心室がある。これらの先天性心疾患においては、酸素投与により動脈管が閉じてしまい死に至る。従って動脈管依存性先天性心奇形に対しては、絶対に酸素を使ってはいけない。

アイゼンメンジャー症候群

　アイゼンメンジャー症候群とは、心室中隔欠 VSD、動脈管開存 PDA、心房中隔欠損 ASD など本来左右短絡のある先天性心疾患で、左右短絡による肺動脈血流量が増加して肺動脈の圧が高まって肺高血圧をきたす場合を言う。こうした状況では、手術療法が難しくなる。

心不全

　乳児の心不全の三大症状は頻脈、多呼吸、哺乳力不良である。心不全の治療としては子どもを半座位にさせる（下肢に血流停滞し心臓や肺への血流が減少

して楽になる）、ナトリウム制限、利尿剤使用などがある。

不整脈
　発作性上室性頻拍
　発作的に心拍が増える不整脈である。治療としては、ATP 静注反応しない場合、直流電気刺激で治療する。

　先天性完全房室ブロック
　生まれつき心房と心室をつなぐ刺激伝道系に障害のある不整脈である。治療としては、イソプロテレノールの投与を開始してペースメーカーの埋め込む手術をする。

後天性心疾患：
　川崎病
　川崎病は、原因なお不明の病気で、日本人も含めて東洋人に多い。症状としては、38℃以上の高熱が5日以上続く、全身の発疹、眼球結膜の充血、苺舌、頸部リンパ節の腫れがあり、回復期には手足の皮膚が剥げるなどがある。心臓の合併症としては、冠状動脈瘤が重要である。治療はいかにこの心臓合併症を防ぐかにかかっている。

2．呼吸器疾患

　新生児の呼吸器の病気
　呼吸窮迫症候群
　サーファクタント産生不足による。（肺胞の表面張力が低下する）治療はサーファクタントの投与である。

胎便吸引症候群

胎児の低酸素状態により胎便による羊水混濁がおこり胎便による肺炎をおこす病気である。治療は気管支を良く洗浄することである。

新生児一過性多呼吸

肺水の吸収が遅れることにより一過性に多呼吸が出現する。治療は酸素投与である。

空気漏出症候群

気胸が代表である。必要によっては、胸腔ドレーンを挿入して、持続吸引を行う。

上気道炎

上気道とは、鼻腔、鼻咽腔、咽頭、喉頭を言う。上気道炎は、子どもの最も多い病気である。炎症のおきる場所によって症状が変わる。つまり鼻の炎症は鼻水・鼻汁・鼻づまり、口腔の炎症は口の痛み、扁桃や咽頭の炎症は熱やのどの痛み、喉頭の炎症では声のかれ・咳・呼吸困難などである。実際には子どもにおいてはそれぞれ場所の炎症が重なり合っておきることが多い。上気道炎の大部分は風邪症候群（かぜ）と呼ばれている。風邪症候群の多くはさまざまなウイルスによるもので、鼻やのどの症状と発熱が主である。風邪症候群の代表であるインフルエンザウイルス感染症では高熱が出現し、全身状態が強いのが特徴である。タミフル、リレンザ、イナビル（吸入）などの抗ウイルス薬がよく効く。A群 β 溶連菌が上気道に感染するのが溶連菌感染症である。のどが痛く、熱の出るのが特徴である。抗生物質による治療が必要である。百日咳は、レプリーゼといって咳の後に息を引く込む独特の症状を示す細菌感染症である。初期に抗生物質と使わないと、咳が 100 日ほど続く。乳児では無呼吸発

作をおこすこともあり注意が必要である。このほか、ウイルスによる上気道炎にヘルペス性口内炎、ヘルパンギーナ（コクサッキーA、コクサッキーB、エコーウイルスなどによるウイルス性扁桃炎）、プール熱（アデノウイルスによる咽頭結膜熱）などがある。

気管支炎・細気管支炎・肺炎

　炎症が下気道に波及し気管支に炎症がおきたものを気管支炎、さらに奥の細気管支に炎症がおよんだものを細気管支炎、肺胞に炎症が及んだものを肺炎という。気管支炎と肺炎は、ほぼ同じ症状を示す。つまり高熱（特に夜間の発熱）が続き、咳が著しい。胸部 X 線検査が陰影のあるものを肺炎、陰影のないものを気管支炎と診断する。同じ細菌性肺炎でも年齢によって、原因となる細菌が異なる。つまり乳児期の肺炎は、ブドウ球菌、幼児期の肺炎は、ヘモフィールスインフルエンザ菌 b 型、年長児は、肺炎球菌やマイコプラズマが多いなどである。細気管支炎は、RS ウイルス（50％以上）などによりおこるが、ゼーゼー、ヒューヒュー（呼気性喘鳴）を伴うのが特徴であり、呼吸困難を伴うこともある。特に 6 ヵ月未満の乳児、先天性疾患、慢性肺疾患、免疫不全の乳児では重症となりやすいので、注意が必要である。

小テスト：次の文章の表記の正しいものに○を誤っているものに×をつけなさい。

1．ファローの四徴症では、チアノーゼを伴わない。

2．川崎病の合併症として、冠動脈瘤が重要である。

3．子どもの細気管支炎では、呼吸困難を伴わない。

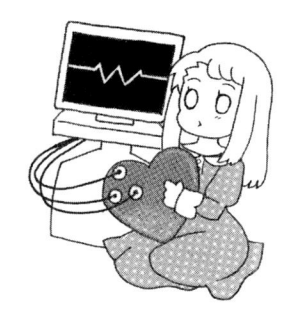

第10章　代謝・内分泌・神経疾患

> この章のねらい
>
> 　体のある部分だけの病気ではなく、体全体を調節しているもの（ホルモンと神経）が不具合を起こした病気である。比較的稀なものが多いが、熱性けいれんのように遭遇する可能性の高いものもあり対応法を知っておく必要がある。

　まず、代謝とは何だろう？　ご飯（お米）を食べた時のことを例にして、考えてみる。

　ご飯はおなかの中で消化されて最終的にブドウ糖になり、吸収される。吸収されたブドウ糖は体を作る成分になったり、体を動かす時のエネルギーになったりして、余分なブドウはグリコーゲンや脂肪に変えられて蓄積される。また、肉や魚などは蛋白質を多く含む蛋白質も消化されてアミノ酸に変わり、体の中で使われる。脂肪も同様である。

　このように、ご飯、魚、肉など様々な物が体の中に入った後、「あるもの」から「別のあるもの」へ、さらに「他のあるもの」へと次から次へと変わっていき、私たちの命を支える、このことを「代謝」と呼ぶ。この流れがうまくいかなくなってしまったものが、「代謝病」である。

　次に、ホルモンとは何だろう？

　血液の中に非常に少ない分量存在していて、体の健康維持のため色々な機能を調節する働きを持ったものである。現在、体の中には100種類以上のホルモンまたはホルモン様のものがみつかっている（体の中で自分では作れない微量物質をビタミンと呼ぶ）。多すぎたり、少なすぎたりして病気が起こる。

　最後の神経は、体中に張り巡らされている電線のようなネットワークで、その中心は脳である。症状としてはケイレン（ひきつけ）が重要となる。

1．代謝・内分泌疾患

①フェニルケトン尿症

　フェニルアラニン水酸化酵素の異常によって、色白、赤毛で、知的発達障害、てんかんなどの脳障害を起こす、アミノ酸の代謝異常である。日本人では約 10 万人に 1 人である。フェニルアラニン摂取制限食（ロフェミルク）で治療する。

②糖尿病

　膵臓から分泌されるインスリンと言うホルモンの作用の低下または欠如によって起こった代謝異常で，高血糖によって特徴づけられる．多飲、多尿、体重減少から、生命にかかわることもある。慢性合併症に腎不全、失明などがある。原因は様々で，糖尿病はひとつの病気ではない。以下代表的なものに、1 型（やせていることが多く、小児に多い）と、2 型（肥満に伴うことが多く、代表的な生活習慣病）がある。治療は、1 型はインスリン注射、2 型は食事と運動が中心になる。

③アセトン血性（周期性）嘔吐症

　いわゆる「自家中毒」である。明らかな原因は不明である。2 〜10 歳に多い。体質、精神的緊張、感染などが考えられている。血液や尿の中にケトン体と言う脂肪の代謝産物がでる。治療は輸液療法、食事指導（糖質中心の食事）を行う。

④成長ホルモン分泌不全性低身長症

　下垂体前葉から分泌される成長ホルモンの分泌不全により低身長となる疾患である．診断は、標準身長の－2標準偏差（SD）以下の低身長か、2年以上にわたって著明な成長率の低下があり、2つ以上の成長ホルモン分泌負荷試験（インスリン、アルギニン等）で成長ホルモンの分泌不全を認めた場合なされる。治療は成長ホルモンの注射で、家庭で自己注射、または保護者が皮下注射する。

⑤甲状腺の病気

　甲状腺ホルモンが足りない場合、甲状腺機能低下症と言い、多すぎる場合を甲状腺機能亢進症と言う。さらに、機能低下症で生まれつきのものを先天性甲状腺機能低下症（クレチン症）といい新生児マススクリーニングの対象疾患の一つ、早期に治療を開始しないでいると知的障害となる。生後発病するものを後天性甲状腺機能低下症（橋本病）と言う。一方機能亢進症の多くは、バセドウ病である。

2．神経疾患

①熱性けいれん

　生後6ヶ月から6歳の乳幼児が、通常38℃以上の発熱に伴って生じるけいれんで、他に痙攣を起こす原因になる異常を認めないものを言う。痙攣の時間が15分以上と長かった場合痙攣が治まっても長い間、意識が戻らなかった場合痙攣に左右差があった場合、37℃台で痙攣した場合などは、注意が必要である。脳波検査や場合によっては頭のCTや血液検査が必要になることもある。

②てんかん（epilepsy）

　様々な原因によって起こる慢性の脳障害であり、神経細胞の異常興奮によって反復性のけいれん発作を起こす。脳波検査で診断され、抗けいれん薬で治療する。発作時には、倒れてもけがをしないように周囲から危険物を取り除く。衣服をゆるめて、横向きの姿勢（回復体位）で安静に寝かせる.

③泣き入りひきつけ

　生後6カ月〜5歳ころまでの乳幼児に多くみられ、激しい啼泣のあとに呼吸を停止し、チアノーゼ、けいれんや意識低下を生じる。憤怒（ふんぬ）けいれん、息とめ発作とも呼ばれる。数分で呼吸も意識も回復して、後遺症を残すことはない。脳波検査、心電図検査は正常で、治療は要しない。

④脳性まひ（cerebral palsy：CP）

　胎内発育過程〜新生児期に生じた非進行性永続的な脳障害によって生じた姿勢・運動障害で、発生率は1000人の出生に対して1〜2人である。乳児期早期の症状は、運動発達の遅れで首が据わらない・寝返りしない、反りか

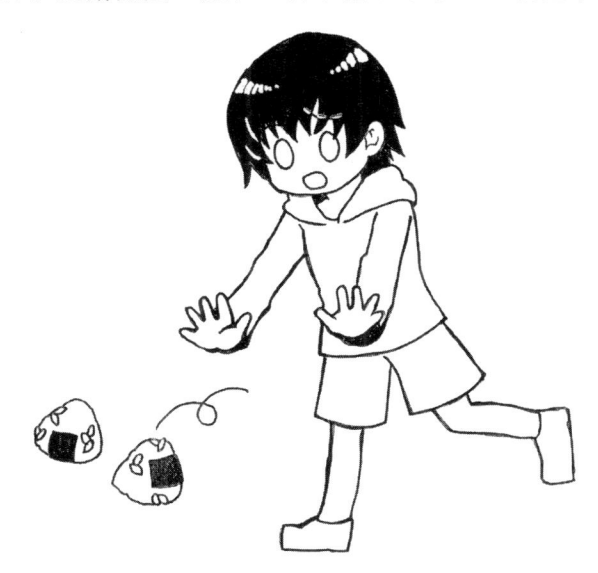

えりやすい・四肢の動きが少ないなどである。療育を行う。

小テスト：次の文章に関して、下線部の表記の正しいものに○を誤っているものに×をつけなさい。

1．クレチン症は、早期に治療を開始しないと<u>てんかん</u>の原因となる。

2．成長ホルモン分泌不全性低身長症の治療は<u>内服薬</u>で行う。

3．1型糖尿病は、膵臓から分泌される<u>リパーゼ</u>の分泌不全によって発病する。

4．<u>1型糖尿病</u>は、生活習慣病のひとつである。

5．けいれんのときは、<u>舌を噛まないようにタオルなどを入れる</u>。

6．泣き入りひきつけは憤怒けいれんとも呼ばれ、<u>てんかんの1種である</u>。

7．熱性けいれんとは、<u>6ヵ月未満</u>のこどもが発熱に伴ってけいれんすることである。

けいれん

　けいれんには、強直発作：突然意識がなくなり、筋肉が収縮して硬直するのと、間代発作：対称的かつ律動的に筋肉が収縮するものがある。

療育

　治療と教育の統合形態を指すように用いられている。すなわち、生活指導、情緒の安定、機能訓練等が総合的に展開され、豊かな人間性を育てることである。

図10-1　回復体位

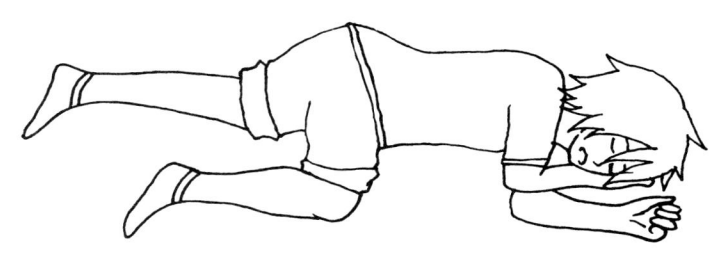

回復体位のとらせ方

第 11 章　子どもの病気：消化器疾患、腎臓疾患

> この章のねらい
>
> 　子どもの消化器の病気では、乳児期では、肥厚性幽門狭窄症や腸重責症が重要である。子どもの腎臓病では、IgA 腎症をはじめとする慢性糸球体腎炎とネフローゼ症候群が大切である。

1．消化器疾患

先天性食道羽鎖症

　先天性食道閉鎖症の症状は出生後まもなくミルクを吐くことである。診断は、胸部単純 X 線像で口から挿入した胃管が胃内に入らず、途中で上に折り返すコイルアップ像が特徴である。治療は手術療法である。

肥厚性幽門狭窄症

　肥厚性幽門狭窄は幽門筋（胃の出口をコントロールする筋肉である）が先天性に肥厚したものである。症状は生後 2 週から 4 週でミルクを噴水状に嘔吐することである。幽門筋のみ切開するラムステッド手術で完治する。

ヒルシュスプルング病

　ヒルシュスプルング病は、直腸にある排便を促すアウエルバッハやマイスナー神経叢の神経細胞の先天性の欠失している病気である。治療はソアヴァ変法やドゥハーメル変法手術を行う。

鎖肛

　鎖肛には低位、中間位、高位がある。治療は手術療法である。

腸重積症

　腸重積症は多くは、乳児期後半に発症する。症状は不機嫌（腹痛）、嘔吐、血便である。診断は腹部超音波検査で重積腸管のターゲット像（重なった腸管が弓矢の的のように見える）、偽腎臓像（腎臓のように見える）を描出することである。治療は小腸・結腸型については発症してから 12 時間以内であれば、まず肛門よりバールンカテーテルを入れ空気または造影剤を注入し整復する。小腸・小腸型は観血的整復術（外科手術）が適応となる。

胆道閉鎖症

　胆道閉鎖症は、先天的に胆道系の形成が不全である病気である。治療は葛西の手術をする。しかし肝硬変が進行すれば、肝移植を行う。

２．腎臓疾患

急性糸球体腎炎（急性腎炎）

　急性（糸球体）腎炎とは、急性感染症多くは、溶血性連鎖球菌（溶連菌）感染後に抗原である溶血性連鎖球菌（溶連菌）と抗体と補体の３者によって起こる腎炎である。急性（糸球体）腎炎の症状は、多くは、溶血性連鎖球菌（溶連菌）感染後１から３週で、血尿（蛋白尿）が出現し尿の量が少なくなり（乏尿）、むくんだり（浮腫）、血圧が高くなったり（高血圧）する。全部の症状がそろうわけではないが、大切なことは、急性（糸球体）腎炎は、ほとんど（99％）完治することである。治療としては、溶血性連鎖球菌（溶連菌）が、のど（咽頭あるいは扁桃）より検出されれば、ペニシリンなどの抗生物質で除

菌する。一般的な養護としては、腎臓に行く血液の量を増やすためになるべく横になり安静をはかる。というのは、腎臓への血液の流れは、立っているときが最も少なく、座っているとき、横になっているときの順に増えるからである。つまり、急性（糸球体）腎炎の場合、立っているよりは、座る方がよく、座っているより横になっているほうが良い。こうした安静は、病気の初期ほど大切である。すなわち、浮腫や高血圧などの症状のある時は、安静が必要である。

慢性糸球体腎炎（慢性腎炎）

　慢性糸球体腎炎（慢性腎炎）とは、急性慢性（糸球体）腎炎とは異なり多くは発症がはっきりしなく、尿検査で血尿あるいは蛋白尿が少なくとも 1 年以上続く腎炎を言う。慢性（糸球体）腎炎の代表は IgA 腎症である。IgA 腎症の約 1/3 は改善するが、約 1/3 は不変、残りの約 1/3 は悪化すると言われている。慢性腎炎（IgA 腎症）は、学校検尿で発見される場合が多い。

ネフローゼ症候群

　ネフローゼ症候群とは、尿に大量の蛋白（正確に言うと子どもでは、蛋白尿が 1 日量として 3.5 g 以上ないし 0.1g/kg/ 日、または早朝起床時第一尿で 300mg/100ml 以上が 3 日以上持続すること）が出て、このため、血液の蛋白（血清総蛋白・アルブミン値）が下がり（血清総蛋白として学童・幼児 6.0g/100ml 以下、乳児 5.5g/100ml 以下。血清アルブミン値は学童・幼児 3.0g/100ml 未満、乳児 2.5g/100ml 未満）血液の膠質浸透圧を下げ、体液が血管腔より組織間液に移行するためむくみ（浮腫）が生じる病気である。同時に、脂質調節物質の尿中への喪失の結果、肝での脂質とアポリポ蛋白合成が増加し、カイロミクロンと超低比重リポ蛋白コレステロール（VLDL）の異化の低下をきたし、高コレステロール血症：学童 250mg/dl 以上・幼児 220mg/dl 以上・乳児 200mg/dl 以上（血漿 LDL 並びに VLDL の上昇）が生ずる。ネフ

ローゼ症候群の症状は、従って、むくみ（浮腫）である。こうした病態がどうしてできるのか本当にはっきりしたことは現在でも不明である。しかしながら、いくつかの事実からリンパ球特にリンパ球より産生されるサイトカインが病因と関係があることが明らかになりつつある。また、腎臓糸球体の上皮細胞障害により、特に巣状糸球体硬化症と呼ばれているネフローゼ症候群において、蛋白尿が出ることが知られるようになった。

さて、子どものネフローゼ症候群は、その約80％は微小変化型ネフローゼ症候群と呼ばれるものである。微小変化型ネフローゼ症候群の約90〜95％は副腎皮質ステロイド薬による初期治療に良好に反応するステロイド反応性ネフローゼ症候群である。

小児慢性腎不全

不幸にして、腎臓の働きが60％以下に低下してくると慢性腎不全と呼ばれる病態になる。腎臓の働きが10％未満になると、透析（人工透析や腹膜透析）や腎蔵移植を余儀なくされる。

━━━━━━━━━━━━━━━━━━━━━━━━━━━━━━━

小テスト：次の文章の表記の正しいものに○を誤っているものに×をつけなさい。

1．重積症は、乳児期後半に多い。
2．子どものネフローゼ症候群は、10歳以上で発症することが多い。
3．慢性腎炎（IgA腎症など）は、学校検尿などで発見される場合が多い。

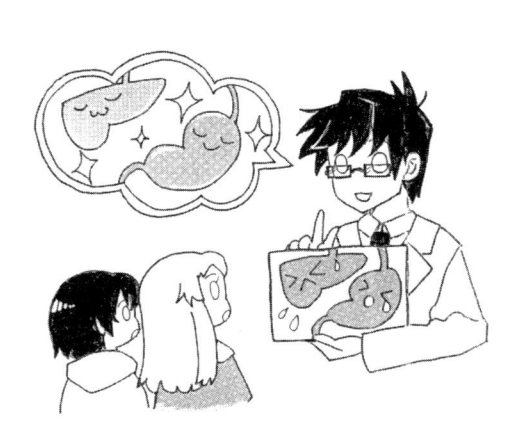

第12章　子どもの病気（感染症）の予防

この章のねらい
　感染症の予防には、まず感染の成り立ちを知り、どこを注意すればよい
かを知ることが大切である。手洗い、マスクなどの基本的生活習慣、予防
接種の意義について学ぶ。

1．感染症の成立〜発病

　病原体（感染源）がいて、いずれかの感染経路：飛沫感染、空気感染（飛沫
核感染）接触感染、経口感染を経て宿
主（患者となるヒト）に到達し、増殖
する。ここで発病するかしないかは、
そのヒトの抵抗力（免疫）と病原体の
強さにより決まる。

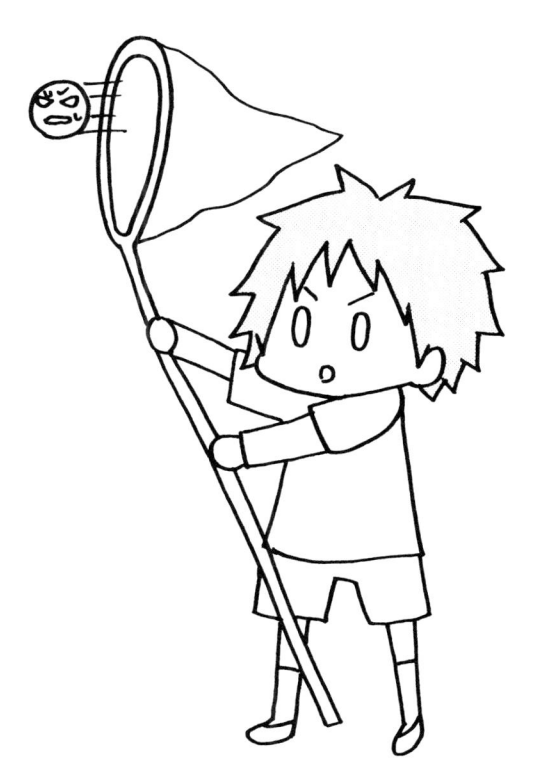

　個体が病原体の感染を免れる能力を
免疫能という。ヒトは体内に病原体が
侵入すると、それを排除するために免
疫反応を起こす。しかし、はじめて侵
入してきた病原体にはまだ準備ができ
ていないため素早い対応がとれず、発
症を防ぐことが難しい。ある程度の時
間がたつと病原体を排除して病気は治
癒する。その後も免疫反応の記憶は残

る。そして次に同じ病原体が侵入してきた時に、最初の時よりもはるかに強い反応が素早く起こるようになり、感染を阻止する。

２．予防接種

　病原体のかわりにワクチン（予防接種液）を接種することで、このような免疫反応を人工的に作り出し、病原体が侵入しても病気に侵されずにすむ体をつくることを目的としている。予防接種法は、平成６年に「最近における伝染病の発生状況医学医術の進歩予防接種に関する国民の意識の変化などをふまえ、予防接種の対象疾患、実施方法などを改めるとともに、予防接種による健康被害について救済措置の充実を図るため、所要の改正を行う」として、改正された。

　これにより予防接種は「受けなければならない」とする義務接種から、「受けるよう努めなければならない」とする努力義務となり、個人の意思を反映できるようになった。また、罰則規定も廃止された（勧奨接種）。

　予防接種には、「定期接種」と「任意接種」がある。「定期接種」は国が責任を持って勧めている予防接種で、麻疹・風疹、ジフテリア・百日ぜき・破傷風、ポリオ、日本脳炎、インフルエンザ菌ｂ型（ヒブ）、肺炎球菌、BCG（結核）、水痘、〈ヒトパピローマウイルス：子宮頸がん「現在、積極的な接種勧奨の差し控え中」〉の 12 疾患であり、いずれも発病すると重症になったり、後遺症を残したりする病気の予防接種である。「任意接種」は、流行性耳下腺炎（おたふくかぜ）、インフルエンザウイルス、Ｂ型肝炎、ロタウイルスなどの予防接種で、病気の流行状況などにより「受けた方がよい」というものである。なお臨時接種は、流行のおそれのあるときに行う。

2019年4月版 予防接種スケジュール

大切な子どもをVPD（ワクチンで防げる病気）から守るためには、接種できる時期になったらできるだけベストのタイミングで、忘れずに予防接種を受けることが重要です。このスケジュールはNPO法人 VPDを知って、子どもを守ろうの会によるもっとも早期に免疫をつけるための提案です。お子さまの予防接種に関しては、地域ごとの接種方法やVPDの流行状況に応じて、かかりつけ医と相談のうえスケジュールを立てましょう。

ワクチン名		接種済み ☑	スケジュール（0歳〜満7歳）
不活化ワクチン	B型肝炎（母子感染予防を除く） 定期	□□□	①②③ 0歳のうちに3回接種が必要。3回目は2回目から4-5か月の間隔をあけて受けます。1歳以上でも未接種の場合は、できるだけ早く受けることをおすすめします。（任意接種）
生ワクチン	ロタウイルス 任意	1価 □□ / 5価 □□□	1 2 / ①②③ ロタウイルスワクチンには、1価ワクチンと5価ワクチンがあります。遅くとも生後14週6日までに接種を開始し、それぞれの必要接種回数を受けましょう。
不活化ワクチン	ヒブ 定期	□□□□	①②③ ④ 二種混合（DT）：11歳で追加接種（接種対象11-12歳）
不活化ワクチン	小児用肺炎球菌 定期	□□□□	①②③ ④
不活化ワクチン	四種混合（DPT-IPV）三種混合・ポリオ 定期	□□□□	①②③ ④ ⑤ ①
生ワクチン	BCG 定期	□	①
生ワクチン	MR（麻しん風しん混合） 定期	□□	① ② 幼稚園、保育園の年長の4月〜6月がおすすめ
生ワクチン	水痘（みずぼうそう） 定期	□□	① ②
生ワクチン	おたふくかぜ 任意	□□	① ② かかったことがない人は2回受けましょう。（※）
不活化ワクチン	日本脳炎 定期	□□□□	標準的には3歳から接種しますが、生後6か月から受けられます。 ①②③ ④
不活化ワクチン	インフルエンザ 任意	毎秋	毎年、10月から11月ごろに接種しましょう。 9歳で追加接種（接種対象9-12歳）
不活化ワクチン	A型肝炎 任意	□□□	1歳から受けられます。1回目の2-4週後に2回目、その約半年後に3回目を接種します。
不活化ワクチン	HPV（ヒトパピローマウイルス） 定期	□□□	日本産科婦人科学会など関連団体も接種を推奨しています。（定期接種の対象：小6から高1の女子）
不活化ワクチン	髄膜炎菌 任意	□	2歳から受けられます。海外留学や寮生活をする人などは接種を推奨しています。

ロタウイルス・ヒブ・小児用肺炎球菌・四種混合の必要接種回数を早期に完了するには、同時接種で受けることが重要です。

百日せきの感染予防の目的で三種混合ワクチンを1回受けます。（任意接種） WHOもこの時期の追加接種を推奨しています。

1歳の誕生日が来たら同時接種で受けましょう。ヒブ・小児用肺炎球菌・四種混合・MR・水痘・おたふくかぜの6本を同時接種で受けることもできます。

集団接種の地域では、同時接種で受けられません。

海外では4歳以上でポリオワクチンを受けるのが一般的です。（任意接種）

海外では三種混合ワクチンを受けるのが一般的です。（任意接種）

満年齢：0歳 1か月 2か月 3か月 4か月 5か月 6か月 7か月 8か月 9か月 10か月 11か月 1歳 2歳 3歳 4歳 5歳 6歳 7歳 8 9 10 11 12 13

凡例

- 不活化ワクチン 定期 定められた期間内で受ける場合は原則として無料（公費負担）。
- 生ワクチン 任意 多くは有料（自己負担）。自治体によっては公費助成があります。任意接種ワクチンの必要性は定期接種ワクチンと変わりません。
- 定期予防接種の対象年齢
- 任意接種の接種できる年齢
- ←○→ おすすめ接種時期（数字は接種回数）
- ←・○・→ 添付文書に記載のないおすすめ接種時期
- （※）添付文書に記載はないが、接種を推奨
- ●次にほかの種類のワクチンが接種できるのは、不活化ワクチン接種後は1週間後の同じ曜日から、生ワクチン接種後は4週間後の同じ曜日からです。
- 同時接種：同時に複数のワクチンを接種することができます。安全性は単独でワクチンを接種した場合と変わりません。国や日本小児科学会も乳幼児の接種部位として太もも（大腿前外側部）も推奨しています。詳しくはかかりつけ医にご相談ください。

詳しい情報は http://www.know-vpd.jp/ VPD 検索

2019年2月作成

86

3．感染予防のための生活習慣

　手洗い（アルコールによる手指の消毒も良い。うがい（ぶくぶくとガラガラ）、マスク（不織布製、使い捨て）の使用。

◆━━━━━━━━━━━━━━━━━━━━━━━━━━━━━━━━◆

小テスト：次の文章に関して、下線部の表記の正しいものに○を誤っているものに×をつけなさい。

1．予防接種には、勧奨接種である定期接種と自発的に受ける臨時接種とがある。

2．予防接種法で定められた子どもの定期予防接種対象疾患は、麻疹・風疹・ジフテリア・百日咳・ポリオ・日本脳炎・結核である。

3．麻疹・風疹混合ワクチンは、予防接種法で生後12カ月までに接種するように定められている。

4．BCG接種を行ったので、DPTワクチン接種は翌週に予定した。

5．接触感染の予防には、手指消毒（手洗い）が有効である。

6．飛沫感染の予防には、手指消毒（手洗い）が有効である。

第13章　子どもの病気の早期発見

> この章のねらい
>
> 　子どもの病気の早期発見には、以下の2つがあることを理解する。1つは、先天代謝異常症及び、先天性内分泌疾患の早期発見のために現在行われている新生児マス・スクリーニング検査である。もう1つは、心臓病及び腎臓病、糖尿病の早期発見のために現在行われている学校健診である。

　先天性代謝異常症や分泌疾患の中には、治療せず放置すると死亡したり知的発達障害などをきたすものがある。しかし早期発見・治療により、これらの障害を予防しうるものがある。わが国では、フェニルケトン尿症、メープルシロップ尿症、ホモシスチン尿症、ガラクトース血症及び先天性副腎過形成症、先天性甲状腺機能低下症の6疾患が対象になっている。これらの疾患は、1977年から順次全国規模で公費によりスクリーニングが開始されている。検査方法は新生児期（生後4〜6日）に足裏より採取された血液ろ紙を用い行われる。異常値を示す場合は、専門施設にてさらなる精密検査が行われ診断が確定される。（表13-1）

　先天性代謝異常の新しい検査法：上記6疾患に加え、**アミノ酸代謝異常・有機酸代謝異常**及び**脂肪酸代謝異常**の13疾病に対し、近年新しい検査法（タンデムマススクリーニング法）を用いた新生児マススクリーニング法が開発され、平成24年度より各都道府県は本法の積極的に導入することになった。このことにより、さらに多くの代謝異常症の早期発見、早期治療が期待されることになる。

表 13-1　タンデムマス対象疾患一覧

	タンデムマスの対象疾患	発症時期	おもな臨床症状	発見頻度	感度
アミノ酸代謝異常症	1）フェニルケトン尿症*	新〜乳	けいれん，発達遅滞	1：6 万	○
	2）メープルシロップ尿症*	親〜乳	多呼吸，アシドーシス	―	○
	3）ホモシスチン尿症*	親〜乳	遅れ，発育異常	―	○
	4）高チロジン血症 1 型	新〜乳	肝・腎不全	―	▲
	5）シトルリン血症（1 型）	新〜乳	興奮，多呼吸，昏睡	1：40 万	○
	6）アルギニノコハク酸血症	新〜乳	興奮，多呼吸，昏睡	1：80 万	○
	7）アルギニン血症	新〜乳	興奮，多呼吸，昏睡	―	▲
	8）シトリン欠損症	新〜乳	一過性乳児肝炎類似症状	1：9 万	▲
有機酸代謝異常症	9）メチルマロン酸血症	新〜乳	アシドーシス，遅れ	1：11 万	○
	10）プロピオン酸血症	新〜乳	アシドーシス，遅れ	1：4 万	○
	11）3-ケトチオラーゼ欠損症	新〜乳	ケトアシドーシス発作	―	▲
	12）イソ吉草酸血症	新〜乳	アシドーシス，体臭	1：40 万	○
	13）メチルクロトニルグリシン尿症	新〜乳	筋緊張低下，ライ症候群	1：13 万	○
	14）HMG 血症	新〜乳	ライ症候群，低血糖	―	○
	15）複合カルボキシラーゼ欠損症	新〜乳	湿疹，乳酸アシドーシス	1：40 万	○
	16）グルタル酸血症 1 型	新〜幼	アテトーゼ，遅れ	1：20 万	○
脂肪酸代謝異常症	17）MCAD 欠損症	乳〜幼	ライ症候群，SIDS	1：13 万	○
	18）VLCAD 欠損症	乳〜成	低血糖，筋肉，心障害	1：20 万	○
	19）TFP（LCHAD）欠損症	新〜成	ライ症候群，SIDS	―	○
	20）CPT1 欠損症	新〜乳	ライ症候群，肝障害	1：27 万	○
	21）CPT2 欠損症	新〜成	ライ症候群，筋肉症状	1：30 万	▲
	22）TRANS 欠損症	新〜乳	ライ症候群，SIDS	―	▲
	23）全身性カルニチン欠乏症	乳〜幼	ライ症候群，SIDS	1：20 万	▲
	24）グルタル酸血症 2 型	新〜乳	ライ症候群，低血糖	1：16 万	▲
	25）SCHAD 欠損症	新〜乳	低血糖発作	1：80 万	▲

*の 3 疾患は今までのスクリーニングでも扱われていた疾患です。○は一次対象疾患 16 種類，▲は二次対象疾患 9 種類を表します。

MCAD：中鎖アシル-CoA 脱水素酵素，HMG：3-ヒドロキシ-3-メチルグルタル酸，VLCAD：極長鎖アシル-CoA 脱水素酵素，TFP：ミトコンドリア三頭酵素，LCHAD：長鎖 3-ヒドロキシアシル-CoA 脱水素酵素，CPT：カルニチンパルミトイルトランスフェラーゼ，TRANS：カルニチン・アシルカルニチントランスロカーゼ，SCHAD：短鎖 3-ヒドロキシアシル-CoA 脱水素酵素

1．新生児マススクリーニング（先天性代謝異常症）

①フェニールケトン尿症

　フェニールアラニン水酸化酵素欠損に基づく常染色体劣性遺伝疾患である。代謝産物のフェニールアラニンが脳に蓄積することによって発育期の脳が傷害されて知能低下を来す。日本人での頻度は約8万人に1人である。早期に治療すれば症状は認めないが適切な治療がされないと、知能障害、けいれん、行動異常などを来す。皮膚は白く赤茶色の毛髪を認める。

　治療は診断後（新生児期）直ちに**低フェニルアラニン食事（ミルク）療法**を開始し、血中フェニルアラニン値を治療基準以内に維持することである。

　予後は、スクリーニングにより発見後**直ちに食事療法を開始**すれば、知能障害の発生を予防することが出来る。

②メープルシロップ尿症

　分岐鎖アミノ酸の代謝に関わる分岐鎖ケト酸脱水素酵素欠損により分岐鎖ケト酸及び分岐鎖アミノ酸が体内に上昇する常染色体劣性遺伝疾患である。尿や汗は特有のメープルシロップのようなにおいがある。頻度は約50万人に1人である。重症の古典型を含め5つの病系に分類される。最も多い古典型では、生後数日〜1週間ほどから哺乳力低下、吐乳、けいれん、意識障害、筋力低下などがみられる。尿はメープルシロップ様の臭いがする。診断は、血中のバリン、ロイシン、イソロイシンの増加と酵素測定によりなされる。古典型は、早期治療が困難で予後不良な場合がある。中間型・チアミン反応型は治療により良好な予後が期待できる。スクリーニングにより早期発見、診断、治療が重要であるが、型分類により予後がことなる。

③ホモシスチン尿症

アミノ酸代謝異常の一つで、尿中のホモシスチンの増加を認める。ホモシスチンを変換するシスタチオン合成酵素欠損により生じる。発生頻度は低く20万人に１人である。症状は、身長が高く、クモ状指、水晶体脱臼、知能障害、けいれんなどがみられる。診断は、血中や尿中のアミノ酸分析（ホモシシチン・メチオニンの増加）や組織の酵素判定により行われる。治療は、**メチオニンを制限した食事**を一生継続する。またビタミンＢ６の投与が有効な場合もある。

④ガラクトース血症

ガラクトースの代謝に関係する酵素が欠損する病気で３つの型がある。血液中のガラクトースが高くなる。症状は、重症型では生後１～２週間以内に嘔吐、下痢、黄疸、肝障害などが出現し、やがて白内障、肝硬変などを呈するようになる。治療は、一般的には**乳糖とガラクトースを摂取しないこと**である。注意点は、スクリーニングで発見される高ガラクトース血症の多くは、二次的な原因によるものであることである。

⑤先天性甲状腺機能低下症（クレチン症）

出生前に原因がある甲状腺の機能低下である。新生児マススクリーニングにより発見されることが多く、そのうち大部分が異所性甲状腺や甲状腺欠損・形成不全など発生異状によるものである。発生頻度はわが国では、**1/5000～6000人**と推測されている。未治療で新生児期を過ぎると、遷延性黄疸、便秘、体重増加不良、哺乳不良、不活発、浮腫、低体温などがみられるようになる。その後未治療が継続すると、運動機能および知能発達の遅れなどが出現する。治療として**甲状腺ホルモン剤が投与**されることにより、成長障害と知能障害を未然に防ぐことが出来る。

⑥先天性副腎過形成症（CAH）

　副腎皮質に関与する酵素の、先天性欠損または変異による症候群である。コルチゾール産出が障害されるため、副腎刺激皮質ホルモン（ACTH）が過剰に分泌されて副腎皮質は過形成になり、欠損酵素の基質になる前駆ステロイドが過剰に産出される状態をいう。新生児マススクリーニングでは、17-OHP（17 ヒドロキシプロゲステロン）の高値により発見される。発生頻度は 1 /16 ～18000 である。未治療では欠損酵素の種類にもよるが、男性ホルモン過剰による男性早熟症状、女性の男性化症状、塩喪失症状（脱水、低 Na 血症、高 K 血症）、哺乳不良、体重増加不良などからショック、突然死となることもある。治療はコルチゾールなどの副腎皮質ホルモンの補充と食塩の投与によりおこなわれ、上記症状は改善される。さらにストレス時に薬物の増量が必要となる。

２．学校健診

　学校に通う子ども達の健康を守るために学校検診があり、各市町村の教育委員会の方針により実施学年・検査項目は異なるが、一般的には４月から６月の１学期間に血液検査、尿検査、寄生虫検査、心電図検査を行う。

　この学校検診については、小児科専門医や学校保健関係者から、生活習慣病予防と健康教育を取り入れ、児童生徒の将来の健康をも視野に入れた総合健康管理の一環として「学校検診の総合化」が提唱されている。

　その背景には、今の児童生徒の生活状況や健康実態に対する懸念があり、肥満や脂質代謝症、２型糖尿病、高血圧など動脈硬化促進の危険因子を持った児童生徒が予想外に多く、その原因として食事の欧米化や乱れ（肉類を中心とした高脂肪・高蛋白に偏った食事、朝食抜き、清涼飲料水の多量摂取など）、運動不足、夜型の生活習慣、慢性ストレス状態など、生活上の問題を抱えた児童生徒が相当数にのぼっているといわれている。そして、このような実態は都会

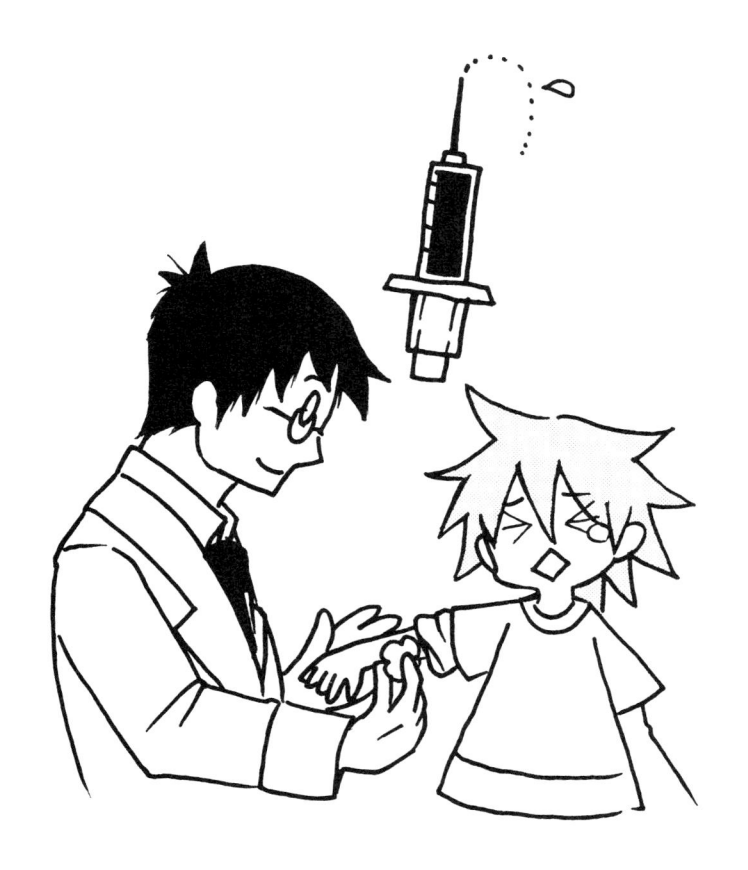

のみならず全国どの地域にも共通しているとみられ、このままの生活を続けれ
ば、将来早い時期から糖尿病や虚血性心疾患、脳梗塞などの生活習慣病（いわ
ゆる成人病）を発症すると危惧されている。

学校検尿

現在、学童尿検査の全てを蛋白・糖・潜血の３項目を実施している。蛋白と
潜血は腎臓疾患や尿路疾患、糖は糖尿病等の病気の早期発見を目的としてい
る。

血液検査

生活習慣病のリスクを持つ子供たちの早期発見とその後の指導につながる

『小児生活習慣病検診』も行なっている。多角的に検診することにより、子供たちの生涯にわたる健康管理の基礎を築くことができる。

寄生虫検査

寄生虫感染症は年毎に減少しているが、ぎょう虫の感染は依然として絶滅していない。ぎょう虫は感染能力もあるので、集団生活をする児童・生徒には早期発見・駆虫が必要であり、年に一度の検査は不可欠である。

心電図検査

1995 年、小・中学校および高等学校の各 1 年生を対象に全員心電図検査が義務付けられて、今日の心臓検診体制が確立した。

小学 1 年生では、先天性心疾患の発見と既に発見されている心疾患と川崎病既往児が適切に管理されているかのチェックが主目的である。先天性心疾患は、生まれて直ぐに発症する重症例は心雑音がないことが多いが、それ以外のほとんどは明らかな心雑音を伴うので、1 ヶ月健診から就学前までの通常の小児科診察で発見される。ところが、健康小児は心臓の動きが良く、正常で活発に動いている心臓の音を「心雑音」から心疾患と過剰診断する場合が多々見られる。逆に、心房中隔欠損のように心雑音があっても弱い場合は、騒々しい環境では聴き逃がされる可能性がある。

この両方を解決するのが「心電図＋心音図検査」である。川崎病既往児では冠動脈障害が残っているかどうかが問題である。これには断層エコーが必要であるが、学校検診では問診表で急性期にどこに入院し、どのような検査を受け、その後どのように経過観察を受けているかの確認を行う。

小学 4 年生以上では、突然死と密接な関係にある心筋疾患（特発性あるいは続発性心筋症や心筋炎後遺症など）や危険な不整脈の発見が主目的である。多くは心雑音が聴取されない。年齢が高くなるにつれて多くなる傾向がみられ

る。従って、高学年ほど心電図検査が重要となる。また突然死をきたす疾患には家族性の場合が多々みられるので、問診も大切である。

――――――――――――――――――――――――――――――――――――――

小テスト：次の文章の表記の正しいものに○を誤っているものに×をつけなさい。

1．学校の心臓健診（心電図検査）は、突然死の予防に有効である。

2．学校検尿で糖尿病を発見することは不可能である。

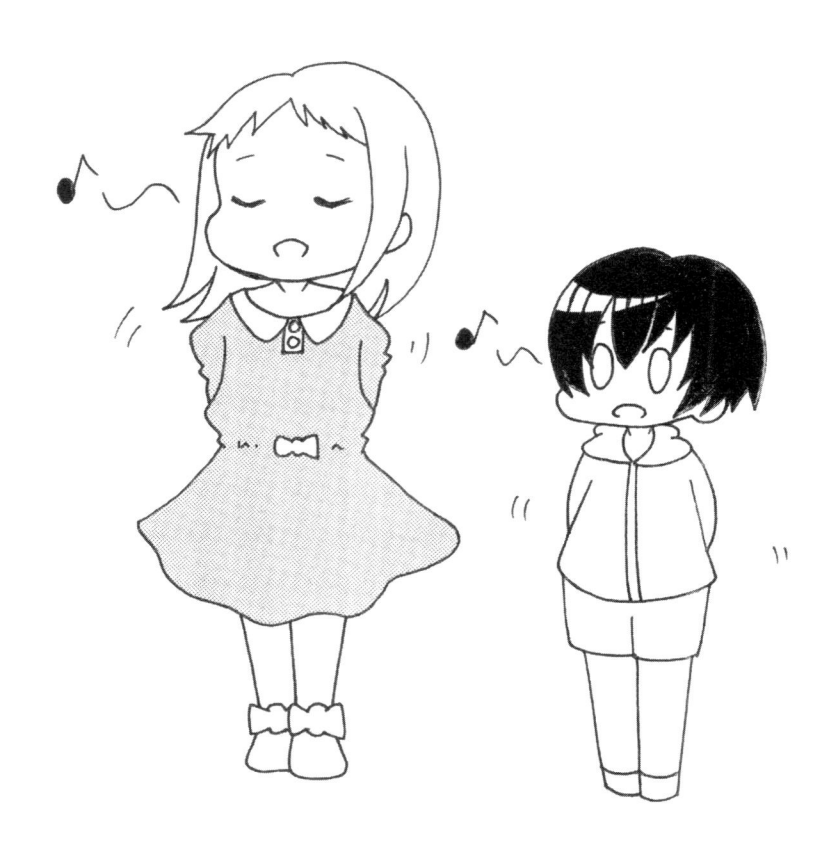

第14章　子どもの栄養と健康について

この章のねらい

　いうまでもなく、食は命そのものと言ってもよい。ところが、現実を見てみると、世界の55％の子どもたちは『おなかが空いても、おなか一杯食べることができない』つまり飢餓の状態におかれている。

　発展途上国においては、戦争や紛争、災害、飢饉などによる貧困から深刻な食糧不足に陥り、命を落とすあるいは栄養失調となった子どもたちがいる。

　一方日本も含めた先進国においては、十分すぎる食糧があるにもかかわらず児童虐待（養護放棄：ネグレクト）により、大切にされなければならない命を絶たれる子どもたちがいる。

　また、食生活の乱れから子どもにおいても過食による子どもの肥満、メタボリック症候群、生活習慣病が問題となっている。

　また、先進国においては過食と拒食を繰り返す摂食障害に悩む子どもも存在する。こうした子どもの食に関する全地球的な問題を早急に解決することが子どもたちの未来にとって重要である。

　本章では、子どもの栄養が子どもの健康とどう関連するかを学ぶ。各ライフステージにおける子どもの栄養の概略を以下に述べる。

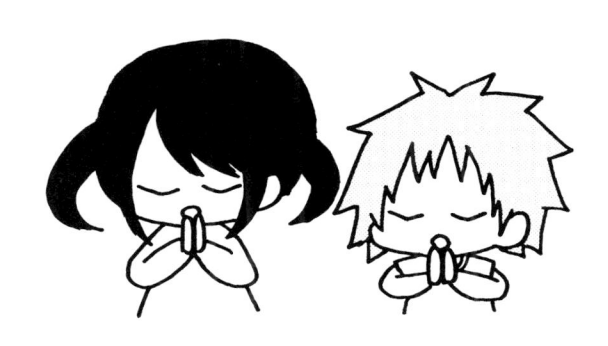

新生児と乳児

乳汁栄養：母乳あるいは育児用粉ミルク

　新生児と離乳開始前の乳児にとって、母乳が理想的な乳汁栄養であることは疑いない。しかしながら、母乳はビタミンKが不足している。このため、新生児期に2回（出生後まもなくと産科退院時）と1か月健診時にビタミンKを補っている。また母親のHIV感染、ATL感染などの理由で母乳が与えられない場合がある。こうした場合は、育児用ミルクを与える。育児用ミルクの歴史は、いかに母乳に近づけるかであったと言ってよい。育児用ミルクは、エンテロバクター・サカザキやサルモネラ菌による汚染の可能性があり、無菌ではない。したがって育児用ミルクを作る時は、70℃以上のお湯で調乳する。

　離乳食：母乳や育児用ミルクなどの乳汁栄養から幼児食へ移行する過程の食事である。離乳食を摂食することによって、乳児の摂食機能は、乳汁を吸うことから、食物をかみつぶして飲み込むことへと発達する。そして摂食行動は次第に自立へと向かっていく。離乳開始のタイミングは、赤ちゃんが5ないし6か月になって、粗大運動発達で首がすわる、支えるとおすわりができる、食物に興味を示す、スプーンを口に入れても舌で押し出すことが少なくなる（原始反射である哺乳反射が減弱する）などである。

・離乳前の果汁は、与えなくてよい。
・5～6か月：　なめらかにすりつぶした状態1日1回1さじから与える。

　　　　　　　　　　　　　　　　　　　慣らし期間（1か月間）
・7～8か月：　舌でつぶせる硬さの食事を1日2回与える。
・9～11か月：　歯ぐきでつぶせる硬さの食事を3回与える。
・12～18か月：　歯ぐきで咬める硬さの食事を与える。

幼児期

　幼児期においては、３歳で咀嚼機能が完成し、小腸上皮も６歳頃成熟する。従って幼児期はまだまだ消化・吸収機能が未熟である。幼児期においては、消化・吸収の良い食材（うどん、マイワシ、サケ、マグロの赤身、イカ、タイ、ブリなどの魚、畜肉、豆腐など）や調理を工夫するとよい。

　また幼児期は、情緒の発達が発達するため、同じ食材でも、見た目、匂い、食器などで、子どもの食べる量が変わる。幼児食においては、将来の肥満、糖尿病、高血圧など生活習慣病の予防を見据えて、薄味（砂糖、塩、醤油を控える）にすることがポイントである。

　幼児期においては、十分な栄養を確保するには消化器が未熟なため、間食が必要である。つまり大人の間食と異なり子どもは間食を食事の一部と考える。

幼児の栄養上の問題点（１）

遊び食い：１〜２歳の幼児に見られる。茶碗の中の食物をかきまわす、口に入れたものを出して眺める。食べ物をまき散らすあるいは下に落とす。

対応：幼児期前期は、食事と遊びの区別がつかない。したがって、叱らずに、床にシートを敷いて、ゆとりをもって見守る。また食べ物をほとんど口にしなければ、１回の食事を30分程度で切り上げる。

幼児の栄養上の問題点（２）

偏食：単なる好き嫌いが著しくなり、幼児の発育に問題が生じるあるいは、健康を害する食の偏り

原因：①いろいろな食品を食する機会がない、逆に目の前のあまりに多くの食品がある

②以前に食した時のいやな経験がある（嘔吐など）

③児の性格（神経質）、保護者の養育態度

対応：①食材（本来の味に自然になれるよう）や調理方法、などを工夫して変化にとんだ食事とする。

②適当な飢餓期間をおいて、食事時を空腹として、友だちと楽しくただけるようにする。

③保護者は、献立のメニューを聞くなど子どものいいなりにならない。野菜栽培、一緒に調理なども有効

幼児の栄養上の問題点（3）

むら食い：食事摂取量が多い時少ない時がある。

対応：食事は強制せず、食欲にまかせてみる。

　　　食べるのに時間がかかる

よく噛まない：噛む意欲がない場合（食欲がない場合が多い）噛む基本ができていない場合（1歳代で覚える歯茎食べが未熟で固いものが食せず）

学童期

　学童期には消化吸収力、代謝活性は高まり、運動も活発となる。したがってエネルギー代謝は亢進し、食欲も旺盛となる。思春期も当然このような身体的発育に応じ栄養要求も変化が生じる。基礎代謝が増加するのは男子は15〜16歳、女子では13〜14歳が最高である。

　学童期は骨、内臓、筋肉の発育に見合う栄養をとる必要がある。またたんぱく質もより多く必要とする。さらにカルシウム、鉄、微量元素、ビタミン類も成人よりも多く摂取しなければならない。

　ただ過剰摂取が問題になる食塩、さらに加工食品に多く含まれるリン酸塩などのミネラルについては注意が必要になる。また食塩摂取の多いわが国ではカ

リウムの摂取不足にならないように果物、野菜などの偏食（果物、野菜ぎらい）に気をつける。通常の食事をしているかぎりではわが国では亜鉛、銅、ヨード、セレンの不足は起こらない。

　しかし学齢期は食生活の乱れが生じやすく、朝食を食べない、夜更かしをして夜食を食べる、インスタント食品に偏る、スナック菓子や清涼飲料を多く摂取するなどがあり、栄養学的には多くの問題が起こる可能性は念頭に置かねばならない。

　　<u>学齢期の栄養の問題</u>

1 ）欠食・孤食

　ここ数年来の問題の 1 つに朝食の欠食がある。日本学校保健会の調査では、朝食の欠食が小学 3 ・ 4 年生、 5 ・ 6 年生で約 10 ％、中学生では 20 ％を超えている。

　欠食の理由は、食事を食べる時間がない、食欲がないという者が多い。厚生労働省の調査では起床後朝食までの時間が 30 分未満の子どもが大半を占め、さらに昭和 57 年、63 年、平成 5 年の順に 15 分未満の子どもが増加し、30 分以上の者が減少している。発育盛りの子どもにとって欠食が健康上問題となることはいうまでもない。朝食の欠食率の増加とともに健康不良の者が増えている。

　また欠食と同様に家庭における孤食傾向が問題視されている。厚生労働省の調査では、小学 1 〜 3 年生で 27.4 ％、 4 〜 6 年生で 32.6 ％、中学生で 41.7 ％、これらの割合は昭和 57 年に比較していずれも増加している。これまでに孤食をするものは、しないものに比べ栄養のバランスも食欲も劣っている。食物の量や質、その与えられ方は身体の健康や発育ばかりでなく、精神の健康や発達にも影響を及ぼす。

２）間食・夜食

　小学生・中学生にとって間食は単に栄養素の補給のみならず、精神・心理面に果たす役割は大きい。しかし、とり方いかんでは健康に種々の影響も出てくる。

　厚生労働省の調査では、小学１〜３年生で59.8％、４〜６年生で72.0％、中学生で88.0％の者が間食をとっているが、この際に子どもに望ましいとされる牛乳や果物は少なく、スナック菓子、菓子パン、ケーキ、ジュース、清涼飲料水が増加している。

　間食の過剰摂取は食事を不規則にし、食欲不振を引き起こす。また砂糖、脂肪、食塩の過剰摂取は虫歯、肥満、高脂血症、高血圧などの原因となる。

　中学生ではスナック菓子の摂取頻度が高いほど疲労度が増すといわれている。

　同調査では、33〜53％の者が夜食をとっているが、そのとり方で朝食時の食欲不振、小児肥満の原因となる。

３）ダイエット

　思春期を迎える女子では自分の容姿がどのように映っているかは重大な意味がある。体のさまざまな変化に伴い容姿や体格、体型などの自己の体のイメージを非常に気にするようになる。

　小学校５〜６年生の肥満者は数％でしかないのに、痩せ願望のために約1／3はダイエットを経験している。

　ダイエットの動機は本人の意志によるものが多いが、家族の勧めや仲間にからかわれてしているものが20％くらいあった。高校生ですら３人に１人が食事のコントロール法がわからないままにダイエットを行っている現状は大変問題である。これまでにダイエットの回数が多く、その開始年齢が早いほど骨密度が低い者が多いことが明らかにされている。

4）貧　血

現在開発途上国はもちろん、先進国でも蔓延している栄養障害といえば鉄欠乏症ならびに鉄欠乏性貧血である。小児期では離乳期および思春期に食事性貧血すなわち鉄欠乏性貧血が発症しやすい。これについては「第 12 章の 3．栄養性貧血」で記載する。

5）肥　満

肥満は内分泌性疾患や先天性異常のような基礎疾患があるために起こる症候性肥満と、肥満以外に原因の認められない単純性肥満に分類される。

単純性肥満は特徴により良性肥満と悪性肥満に分けられる。乳児や幼児（2〜3 歳未満）の肥満は良性肥満が多い。しかし学齢期の肥満は成人の肥満につながるので放置してはいけない。例えば肥満児の 8 割は肥満成人になるか、あるいは肥満の成人の 1／3 は子どもの頃から太っているという統計がある。肥満には家族性も関係し、両親が太っていると 8 割の子どもが太る。片親だけが太っている場合は母親が太っていると 6 割、父親が太っているときは 4 割が太る。太った母親は子どもを太らせないようにしないといけないのであるが、このような母親はあまり子どもを痩せさせようとしない傾向がある。

小児肥満の問題点は、将来生活習慣病になるということ以外に、肥満児自身に種々の合併症が起こることである。

それは運動機能の低下、呼吸（換気）異常、高血圧、高脂血症、耐糖能低下、インスリン抵抗性（高インスリン血症）、高尿酸血症などが成人とほとんど同じ状態でみられることである。さらに肥満児の心理的側面に抑うつ傾向がみられ、活動を楽しまずごろごろして間食が多くなり、自己評価も下がりより抑うつ感を強めることになり、また友人から孤立することもある。さりとて肥満児を特別扱いすることはかえっていじめの対象にされるなど危険を伴う点も配慮しなければならない。

　肥満になってからの対策は困難なので肥満にならないように指導することが重要である。学齢期の食生活において脂肪は肉から、炭水化物は菓子類から摂取するものが多く、カレーライス、ハンバーグ、トンカツ、スパゲティ、スナック菓子、ポテトチップが好まれる。

　このような食生活に偏ると肥満になるので是正しなければならない。また食事の仕方が肥満に関係があり、まとめ食い、あるいは朝食を抜いて夜食べるというパターン（夜食症候群）が一番太りやすい。そこでこれらの不適当な食生活の是正が肝要である。

　学齢期は肥満度20％以上を肥満とし、20〜29％は軽度、30〜49％は中等度肥満、50％以上は高度肥満と分類している。

　肥満対策としての栄養処方は、表8−4の2のような目安で制限する。そして1ヵ月で2kgくらいの減量の長期計画を立てて行う。これで効果のない重度肥満児は入院治療を行う．この際良質なたんぱく質（牛乳、乳製品、卵、肉、魚、大豆製品）の確保、ミネラル、ビタミンは十分にとらせ、吸収の早い砂糖や菓子類は避ける。また運動負荷（長時間のジョギング、水泳など）が大切である。運動は単にエネルギーの消費を増すだけではなく、心肺機能も改善させる。

6）高脂血症

　高脂血症は動脈硬化の危険因子である。小児では血清コレステロールが200mg／dl 以上を高値としている。

　厚生労働省研究班の小児期の血清コレステロールの年齢的変化は、5歳までは男女に差異はないが、その後は男女ともに数値が高くなり、1〜16歳頃はいったん低くなり、その後再び増加する。小学生では160mg／dlであるが、中学生では150mg／dlとなり、高校生から大学生にかけて上昇する。中学生から大学生にかけて女子のほうが男子より高値を示す。

　卵黄やレバーはコレステロールを多く含むが、他の栄養素も含むので成長の時期には必要な食品である。それよりも過食のために摂取エネルギーが多くなり、甘い炭水化物や飽和脂肪酸を多くとることで血清コレステロールの増加に関係する。

　血清コレステロールが280mg／dl 以上では家族性コレステロール血症の疑いが出てくる。200〜250mg／dl の子どもは大部分が食事と運動不足によるものである。これらの対策は動物性脂肪をとりすぎないこと、植物油を増やし、よく運動させると大抵は低下してくる。食事の指示としてはハンバーガーなどの肉類を減らし、魚、油の少ない鶏肉などは十分に与える。

7）食事アレルギー

　最近学校給食においてアレルギーで死亡するような事件が報告されるようになった。この件については病態栄養の項で詳述する。

8）給食嫌い

　小学校低学年の子どもで「学校に行きたくない」と訴える場合に、給食が嫌だということが少なからずある。

　これは給食がまずいというのではなく、大勢の中で食べることに不安を感じていることが多い。母子分離不安の1つの症状であると考えられる場合もある。

　なかにはあるとき経験した給食の匂い、給食室の匂いが何かを連想させ、これが1つの心理的な外傷経験となって、その後の給食が食べられなくなったという子どももいる。

　このような問題が起きたときは親や先生たちが子どもの不安を理解することが大事で、反対に無理に食べさせようとして食物を通して親や先生との葛藤が生じ、周囲の子どもたちとうまくいかなくなったり、家庭でも食事がとれなく

なることがある。

　またこの時期は子どもは先生や親を絶対視する傾向があるので、その子ども
が差別されることにもなりかねない。こうなるとたかだか給食の問題といって
いられなくなる。

　とにかく食事が負担になるような指導は避け、嫌いなものでも楽しく食べら
れるような工夫が必要である。

9）神経性食欲不振症
　特別な原因がないのに食欲不振が続き極端な体重減少が起き痩せてくる病気
をいう。

　思春期から 20 歳代前半の主として女性にみられるものである。肥満を極端
に恐れ体型を気にして食事をとらなくなる。

　その特徴は、次のとおりである。

・　標準体重の 20％以上の痩せ

・　食行動の異常（食べない、過食、隠れ食いなど）

　これには食欲不振と大食症がある。前者は標準最低限の体重を維持すること
を拒否し、後者は繰り返す過食、つまり無茶食いとそれに続く自己誘発による
嘔吐、過度の下剤や利尿剤その他の薬剤の使用、あるいは過食後の断食や過度
の運動がみられる。いずれも原因は不明であるが、自己の体型や体重に対する
感覚の障害が背景にあると考えられている。頻度は前者が思春期から若年成人
期の女子の 0.5 〜 1 ％、後者が約 2 〜 4 ％である。

・　体重や体型に対しての歪んだ認識（肥満に対する極端な恐怖）

　自己の身体像に障害があると考えられていて、これらの多くの子どもたちは
どんなに痩せていても自分の身体の一部（腕、足、指、頸など）が太いと感じ
ている。

- ・　思春期に多い。
- ・　原因となる疾患がない。

ただ小さい頃からの生育環境、父母との関係、情緒発達の障害などの多くの条件がかかわっている可能性がある。

身体症状としては、食事をしないために、痩せ、皮膚は乾燥し、毛髪は抜けやすく、月経も止まる。低血圧、低体温となる。しかし食物への関心は高く、行動の異常もみられる。

治療は身体的治療と心理的治療が必要である。食事療法では、規則的にバランスよく食事をとることを勧めるが、当初は困難である。食事を強制するのではなく、精神的支援や父母の態度の改善などを勧めることが重要である。痩せが高度の場合は、入院して輸液、中心静脈栄養、経鼻腔栄養を行うことも必要となる。死亡率は約 6 ％、栄養失調による死亡、自殺、感染症の合併、その他原因不明なものもある。

10）青少年のスポーツと栄養

スポーツが健康増進に役立つことはいうまでもない。しかし最近のように国民の間にスポーツ熱が高揚しているときには特にスポーツと栄養の認識を青少年の間に高めることは重要である。

運動選手はその訓練や競技に参加するときは、大きなエネルギー消費に見合うエネルギー供給や、発汗で失われる水分の損失の増大に対する水分補給の 2 条件を満たすことは必須なことであり、激しい訓練をする競技者としても必要な唯一の栄養所要量である。それ以上の多数の食物の補足品、すなわち運動選手のためのドリンク剤は運動選手にとって無用な出費となるし、時には副作用も問題になる。例えばビタミン A の過剰による頭痛、ビタミン E による筋肉痛や下痢、ナイアシンの補給による突然の潮紅や紅斑の出現、あるいはたんぱく質供給による下痢と食欲不振などである。

　バスケットボール、水泳、クロスカントリースキー、競艇競技などは高度の
エネルギー消費を起こすので、通常の食事では競技に望ましい体重を維持する
のは困難となる。

　そこで食事の適切さが常に規則正しい体重のモニターで監視されなければな
らない。体重減少があれば、これはエネルギー消費に食事が適合していないこ
とを示唆する。また1日の食事の配分も重要である。朝食を抜いたり、不規則
な昼食、夕食のたっぷりした内容などといった食事は運動選手にとって必要な
炭水化物の供給という点では不適切なものとなる。それは炭水化物の貯蔵に限
界があるからである。

　運動選手のエネルギー供給は、炭水化物、脂肪酸、アミノ酸から補給され
る。

　最初の5〜10分は炭水化物が最大のエネルギー供給源である。40〜60分の
運動後では脂肪酸がエネルギーの供給の主役に変わる。たんぱく質がエネルギ
ー供給に役立つのは全エネルギーの15〜20％までで、それも炭水化物や脂肪
からの供給の限界があったときである。

　長時間、中等度の運動を維持するためのエネルギー供給は、筋肉のグリコー
ゲンから血糖へ、さらに脂肪酸というような経路で行われる。このようなエネ
ルギー供給のほかに運動選手は適切な体水分の維持が、筋肉への酸素供給や、
発生する体温の効果的な放散のために必須である。

　一方、このような競技過程における旺盛な炭水化物の代謝に当たってビタミ
ンB群の補給の重要性を認識しなければならない。

　1970年代後半、鹿児島県を中心に若い男子、特に運動選手に多発性神経炎
が頻発し、当初奇病と考えられたが、後にこれがビタミンB1欠乏症、すなわ
ち脚気と確定された。これは活動性の高い男子がインスタント食品や清涼飲料
水の多飲に偏った食事が原因と結論づけられた有名な事件である。スポーツ振
興に当たって指導者の適切な栄養指導が望まれる。

　スポーツ選手における次の課題は鉄欠乏の問題である。図8-1に示すようにスポーツに参加する生徒の中には鉄欠乏を起こしている場合が多く、倦怠感、頭痛、腹痛、注意力を集中できないなどの不定愁訴で病院を訪れる子どもたちが増加している。

　しかも彼らの中には貧血にはなっていない前段階の鉄欠乏症はさらに頻度は高く、貯蔵鉄や組織の鉄の消耗があり、貧血はなくても炭水化物の嫌気性代謝過程に障害が起こり、乳酸血症や、甲状腺ホルモンの T4 から T3 への転換障害のための寒冷不耐症、あるいは組織の鉄欠乏は中枢神経系のセロトニン代謝の異常を起こす。

　これらの生徒には定期的な鉄状態の評価が必要であり、もし欠乏を認めれば直ちに鉄剤で治療すべきである。

　第3のスポーツ関連の栄養問題は、これらの選手にみられる食行動異常の発症である。スポーツ選手の中にはその種目に合致した体重維持のために減量が要求され、これが食欲不振、極端なるい痩に追い込まれる選手も少くない。適切な医療と指導が必要である。

◆◆

小テスト：次の文章の表記の正しいものに○を誤っているものに×をつけなさい。

１．育児用のミルクは、50℃以上で調乳する。

２．離乳前に果汁を与えるとよい。

３．子どもの偏食の原因として、当該の食品を摂取した時に嘔吐などいやな体験をしたことなどがあげられる。

第15章　保育環境整備について

> この章のねらい
>
> 　保育の現場での環境整備は、幼児の健康維持、事故の予防、感染の予防などに重要である。以下に各環境整備について述べる。

1．温度・湿度

　保育室を**至適温度・湿度**を保つ。そのために温度計・湿度計を整える。冷暖房を使用する場合は特に室温に注意する。（床面の温度は2～3℃低い場合もあり注意）夏、冷房を使用する場合は、外気温との差が5℃以内に調整する。

表15-1　＜至適温度・湿度の目安＞

	温　度	湿　度
冬	17～22℃	40～60％
夏	19～24℃	45～65％

2．換気

　建物の密閉度が高く自然換気が少ない場合や、暖房器具などを使用している場合は、自然換気だけでは十分ではなく定期的に**換気**を行う。（コンクリート1時間に1回程度　木造2時間に1回程度）

3. 床（保育室・廊下など）の清掃

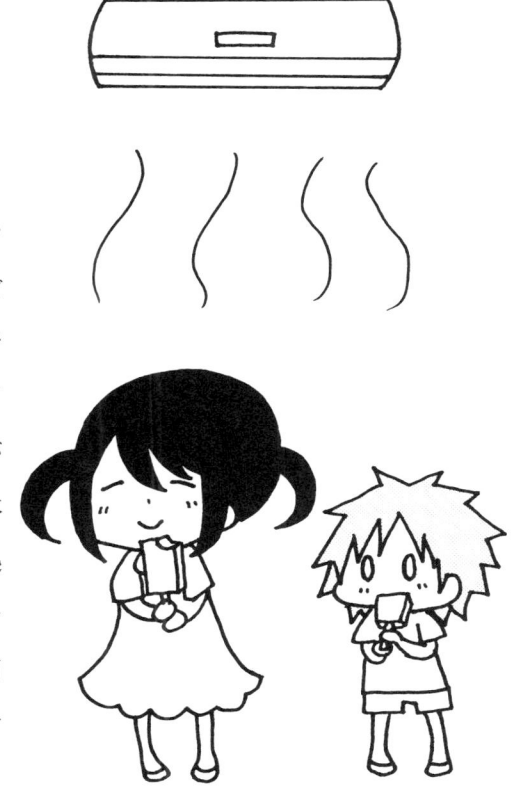

　床（保育室・廊下など）は、尿や便、吐物やおやつ・給食の食べこぼしなどではとても汚れやすい場所である。汚れた物を長時間、放置しておくことで、汚物に含まれる細菌が増殖し感染源となる。従って病原体が広がる恐れがあるので、迅速に処理することが必要である。床はアルコールの噴霧ではムラができ十分消毒ができない。拭き上げ掃除をする。

おやつ・給食の食べこぼし：ほうきで掃き集め、すばやくゴミ箱へ。水分などはふき取る。

尿：消毒液を浸した雑巾でよくふき取る。

便・吐物：ペーパーなどで汚物が飛び散らないように覆い、汚物は袋などに入れて捨てる。汚物を取り除いた後、消毒薬につけた雑巾で拭き上げる。

４．日常の清潔と清掃

加湿器・エアコン

　加湿器は、細菌が繁殖しやすく感染源となりやすいので、毎日、水槽を洗浄して新しい水に交換する。エアコンのフィルターの掃除も定期的に行うことが大切である。

５．手洗い場

　クレンザーなどで洗い、拭き上げる。水道蛇口に細菌・ウイルスが付着し感染を広げることがあるので、蛇口も忘れずに洗う。

６．トイレ・沐浴場

　トイレ掃除用の道具は保育室とは別の物を使用する。（ブラシ、ほうき、雑巾など）

　便器用ブラシとトイレ用の洗剤にて磨き、雑巾は便器・便座用、床用など分けた方が良い。トイレのドアノブ、水洗トイレの水を流すレバー、手すりや壁など子どもが手を触れる場所も消毒薬を利用し拭き上げる。

　排泄後のおしりを洗ったり、汚れたオムツを洗ったりする沐浴場も細菌やウイルスなどが付着している可能性があるので、トイレと同様に洗った後に消毒薬を利用し拭き上げる。

７．タオル

　タオルを介して細菌・ウイルスなどの病原体が人から人に感染することを避けるため、基本的に手拭きや沐浴後の体を拭くタオルなどの共有は辞める。

　食事・おやつなど飲食前の手洗い後はペーパータオルを使用することが望ましく、個々人が持参しているタオルも、定期的に交換する、床や壁に触れないよう保管するなど管理方法についても注意する。湿気を含んだタオルは細菌が繁殖するもととなるので注意する。

８．歯ブラシ

　保育所（園）で管理する場合は、熱湯**消毒**や紫外線消毒などをして清潔に保管することが大切である。

９．おもちゃ

　洗える物は定期的に洗い、洗えない物は拭き上げ、乾燥させ、日光による紫外線消毒などを行う。乳幼児室のおもちゃは、口に入れることも多いため使用前と後を別々に保管する等の工夫も必要である。

10．テーブル・いす

　おやつ・食事の後、食器などを片付けたら、テーブルの上、側面、いすの背もたれなどを布巾で拭き、食べこぼしも早く処理する。

11．ふきん

　長時間湿ったままの状態で置いておくと細菌が繁殖する原因となる。余分に用意し、その都度よく洗い、乾燥させる。

12．ベビーベット・布団・カバー・シーツ類

　ベビーベットの柵など子どもが手を触れる部分は拭く。ベットのマットや、敷き布団、掛け布団は天気の良い時には日光消毒する。カバーやシーツなどのリネンは定期的に洗濯、交換する。おもらしや吐物で汚れた場合は、消毒後に洗濯し乾燥させる。

━━━━━━━━━━━━━━━━━━━━━━━━━━━━━━━━━━━━━

小テスト：次の文章の表記の正しいものに○を誤っているものに×をつけなさい。

　１．保育室の夏の至適温度は、25℃〜28℃である。
　２．保育室の冬の至適温度は、17℃〜22℃である。
　３．おもちゃは、子どもが使用後も消毒の必要はない。

第16章　児童福祉施設（保育現場）における衛生管理

> この章のねらい
>
> 　児童福祉施設とは、児童福祉法により、助産施設、乳児院、母子生活支援施設、保育所、児童厚生施設、児童養護施設、知的障害施設、知的障害児通園施設、盲ろうあ児施設、肢体不自由施設、重症心身障害児施設、情緒障害児短期治療施設、児童自立支援施設及び児童家庭支援センターである。児童福祉施設（保育現場）における衛生管理は、特に感染症にかかりやすくかつ重症になりやすい乳幼児を預かるという意味で極めて重要である。以下に児童福祉施設（保育現場）における具体的な衛生管理について以下に述べる。

　児童福祉法に基づいて「児童福祉施設最低基準」が定められている。その中で衛生管理については、設備、食器など、飲用水の衛生管理に努めて、感染症が発生しないよう、また感染症がまん延しないようにすると記されている。

　入所する子どもの健康診断については、入所時および少なくとも1年に2回の定期健康診断を学校保健安全法に規定する健康診断に準じて行われなければならないと記さされている。

　また、入所している子どもの食事を調理する職員について綿密な注意を払わなければならないことが記されている。

　保育現場での具体的な衛生管理について以下に述べる。

　施設内の環境の清潔を保つことが重要である。整理整頓を心がけ、清掃を行う。床の消毒は必要ないが、1日1回湿式清掃し、乾燥させることが重要である。使用した雑巾やモップは、こまめに洗浄、乾燥させる。

　また、床に目視しうる分泌物（鼻汁やたんなど）、**吐物**や**排泄物**などが付着しているときは、**手袋**を着用し、0.5％の次亜塩素酸ナトリウムで清拭後、湿式清掃し、乾燥させる。

　施設内の衛生管理の基本として、手洗い場、汚物処理場の衛生管理を図ることが重要である。手洗い場では、水道カランの汚染による感染を防ぐため、肘押し式、センサー式、または足踏み式蛇口を設けるとともに、ペーパータオルや温風乾燥機の設置が望まれる。

　トイレなど、最も不衛生になりやすい場所では、便器や「入所者が触れたドアノブ、取手などを消毒用エタノールで清拭し消毒を行う。浴槽のお湯の交換、浴室の清掃・消毒などをこまめに行い、衛生管理を徹底する。

排泄物の処理

　入所者の排泄物・吐物を処理する際には、手袋を着用して汚染場所及びその周囲を、0.5％の次亜塩素酸ナトリウムで清拭し、消毒する。処理後は十分な手洗いや手指の消毒を行う。

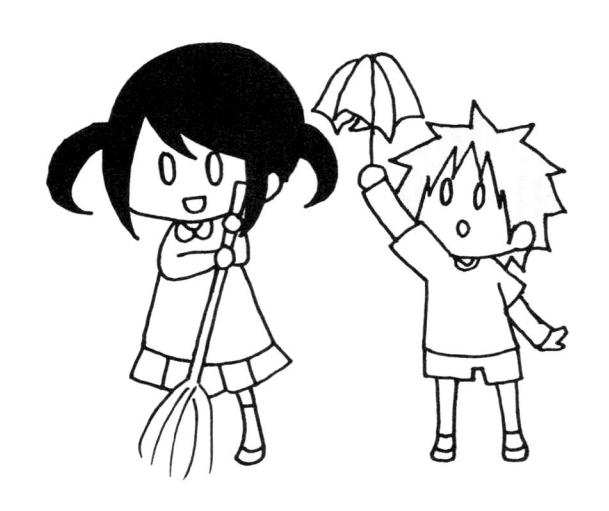

児童福祉施設（保育現場）における職員と子どもの手洗いの徹底

　子どもが入所している施設では、感染予防が必須である。そのためには、**標準的感染予防対策**で最も重要な手洗いを職員と子どもとで徹底する必要がある。子どもが入所している施設の職員は、多忙を極めるが、水道水による正しい手洗いを実践し、子どもたちにも正しい**手洗い**の仕方を指導することが極め

衛生的手洗い手順：流水を用いる場合

www.yoshida-pharm.com/text/03/3_1_2_2.html より

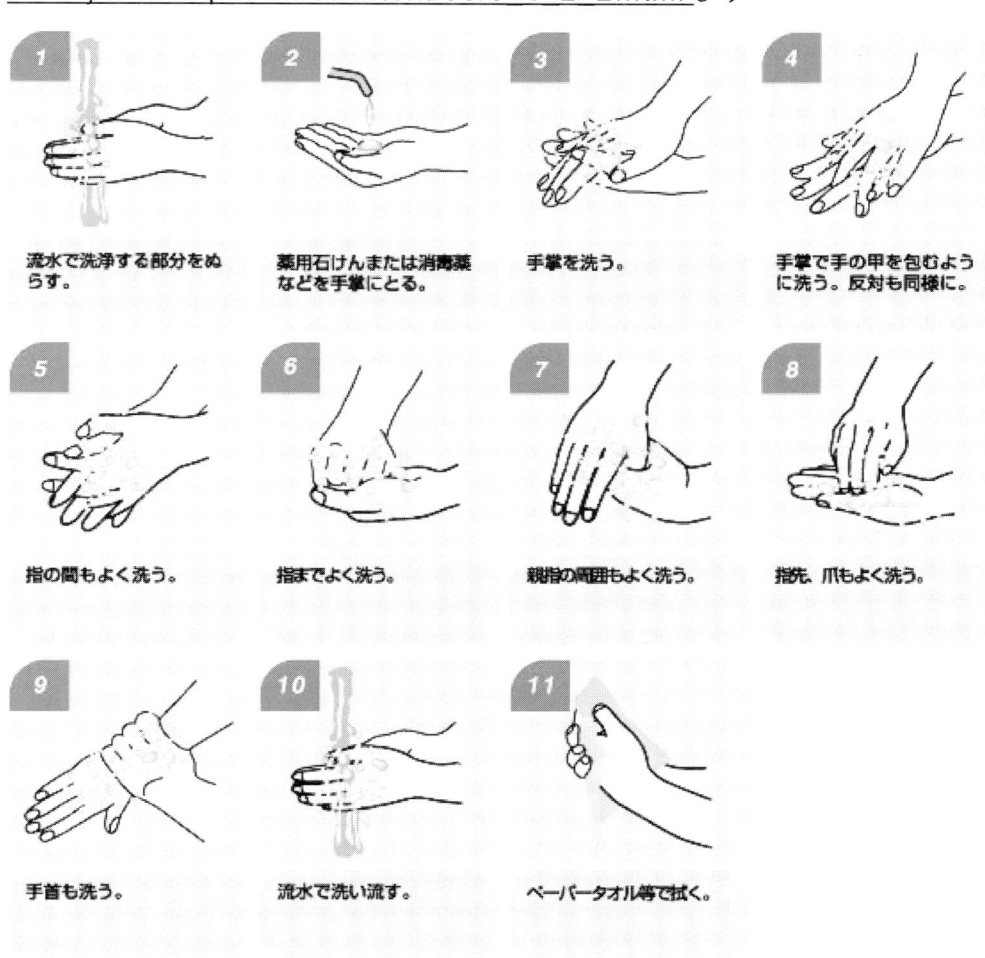

図16-1　正しい手洗いの仕方

て大切である。（図16−1）ただしあまりに多忙で時間が取れない場合、手洗いの場所が離れている場合などは、ノロウイルス以外であれば、速乾性のアルコールジェル（ゴージョⓇ など）を用いた手洗いでもよい。

　病原体や感染経路のいかんにかかわらず感染予防に有効な方法を『**標準的感染予防**』と言う。標準的感染予防で、最も優先され有効なのは、**手洗い**である。感染経路別の感染予防は、①**空気感染**：結核菌、麻疹ウイルス、水痘ウイルスなど⇒**高機能（N95）マスク**

②**飛沫感染：溶連菌、インフルエンザウイルス**など⇒**不織布性（サージカル）マスク**

③**接触（経口）感染：ノロウイルス、エボラ出血熱**など⇒**使い捨ての手袋**、ガウン、キャップ

小テスト：次の文章の表記の正しいものに○を誤っているものに×をつけなさい。

１．標準的感染予防で最も大切なことは、手洗いである。
２．児童福祉施設入所者の排泄物・吐物を処理する際には、手袋を着用する。
３．児童福祉施設に入所する子どもの健康診断については、入所時および少なくとも１年に１回の定期健康診断を実施しなければならない。

参考文献
平常時の衛生管理１）施設の衛生管理（１）厚生労働省

www.mhlw.go.jp/topics/kaigo/osirase/tp0628-1/dl/6.pdf

第17章　保育現場における安全対策と事故防止
（CDCの安全で健康な保育環境の維持より抜粋）

> この章のねらい
>
> 　2011年3月に日本は、未曾有の東日本大震災を経験した。特に岩手県、宮城県、福島県の東北3県において、保育の現場で多くの子どもが地震と引き続いておきた巨大津波の犠牲となった。こうした経緯より、すべての国民が災害や事故から子どもを守るための安全対策の大切さを再認識した。
>
> 　この章では、CDCの提唱する安全で健康な保育環境の維持について学ぶ。

保育現場における安全対策と事故防止：

　保育施設では、子どもと保育者の安全を守るための方針を明文化するとよい。

1．子どもを自宅に帰す時

・日誌を作り、子どもが来た時と帰る時に名前を書かせる。日付、時間、子どもの氏名、送ってきた人の氏名、迎えに来た人の氏名を記入する。

・迎えに来る人の氏名、住所、電話番号のファイルを作る。文書で親の承諾を得ている人にしか子どもを渡してはいけない。

　親・保護者の文書による承諾のない人からの電話による申し出に応じてはいけない。親・保護者を装った人が、にせ電話をかけている可能性があるからである。

・地元の警察と連絡をとって、子どもが危険な目にあわないようにするための

方針を文書にしておく。そして、子どもの入所時、その方針を親・保護者に説明する。例えば（薬物やアルコールにより）酔っぱらった親・保護者が迎えに来た時の対応などである。

２．子どもを車で運ぶ時

子どものけがや死亡原因で最もよくあるのは、交通事故である。交通事故には特に気を配る。

・体重18kg以下の子どもには認可されたチャイルドシートをいつも使用する。それ以外の子どもと大人はシートベルト・安全ベルトを使用する。

・運転免許証の所持者が、その免許で運転を許されている車しか運転してはいけない。

・アルコールや薬物を摂取した人には、運転させてはいけない。眠気を催す薬を飲んだ時も運転させてはいけない。

・車には救急用品、各子どもの緊急時のI. D.と連絡先を備えておく。

・しっかり車のメンテナンスを行う。

・気温が28.3℃を超えたら冷房を、10.0℃を切ったら暖房を入れる。

・子どもを乗せるときにドライバーは喫煙してはいけない。また大きな音のオーディオをかけてはいけない。運転中のドライバーは子どもの面倒をみることができないため、ドライバーを保育者の数に含めてはいけない。

・保育者は、車中でも子どもの動きに注意する。

・事故を避けるために、乗降中には子どもの動きに十分注意する。車に乗ったら、きちんとシートベルト・安全ベルトを着用しているかどうか確認する。車から出る時は、子どもが車道に出ていないかをよく注意する。

・保育者は車を離れる前に、全員車から降りたかどうか確認する。

３．火災、化学物質による災害、その他の災害時の避難計画と訓練

　火災時の避難方法を書いておき、それをよく見えるところに貼っておく。火災に対する備えとしては、保育施設の各階の天井や天井から18～36cm下に、煙感知器を12m間隔に設置する。しかし、防音効果のある壁や一部の特殊な天井には煙感知器を付けてはいけない。煙感知器は、毎月点検を行い、少なくとも年に１回はバッテリーを交換する。保険条件か消防署の勧告に従って、十分な数のA−B−C消火器を備え付ける。消火器本体かそのそばに使い方を書いた紙を貼っておく。保育施設で働くスタッフはだれでも使えるようにしておく。

　化学物質や放射線による災害（こぼれたり、誤って漏れたりなど）についても同様の手順を作る。

　また、消防署や市町村で手に入る地域（市町村）の緊急時の対策方法を熟知しておく。

　場所によっては、吹雪、地震、洪水、台風、竜巻、停電、保育施設の建物に損傷を与えるまたは子どもや保育者の健康を害するような災害に対する避難計画も立てておく。

　火災（場所によっては竜巻も）の避難訓練は毎月行う。台風や地震の起きやすい地域では、半年に一度か一年に一度訓練を行う。また、避難訓練時の記録を付ける。

４．電気設備と差し込み口

　電気器具、電気コード、電気設備、差し込み口は、子どもの安全を脅かすことがあるので次のことに注意する。

・子どもの手の届く範囲にある差し込み口には子どもの手では開けられないカバーを付ける。使っていない差し込み口には感電防止器を付ける。

・電気コードはすべて子どもの手の届かないところに設置する。

・傷んだコードを使用するあるいは過大な電流を流してはいけない。

・どうしても必要な場合以外、延長コードを使用してはいけない。

　　延長コードを使用しなければならないときでも、コードをカーペットの下に敷き込んではいけない。また水を使う場所を這わせてはいけない。

・扇風機を使うときは羽のカバーの隙間が 0.75cm 以下の物にし、壁の上部か天井に備え付けるようにする。

・暖房用に、ポータブルの石油ストーブやガスストーブを使ってはいけない。

・どうしても他に仕様がないときは、電気ストーブを使う。その場合は、安全性が承認されているものを使用する。そして電気ストーブを子どもの手の届かない所に置き、防護柵をし、カーテン、紙類、家具から少なくとも 1 m 離れた平たな場所に置く。

５．階段と廊下

　階段と廊下はよく手入れをし、明るくしておく。階段が３段以上ある場合は、両側に**手すり**をつける。手すりは壁か階段にしっかり固定する。独立型の階段や、バルコニー、踊り場、ポーチなどには防護柵を取り付ける。手すりのバラスター（柵の隙間）の間隔は子どもが間から落ちないように９〜1.5cm 未満にする。柵の下側は子どもが滑り落ちないように、床から 18cm 未満のところにくるようにする。

６．屋内の家具と設備

　保育施設で使用する家具、設備、用具類は安全な物でなければならない。子ども用の家具や設備を使うことで、転落やけがを防ぐことができる。角の尖った物、釘やボルトの突き出た物、ゆるんでいるあるいは錆びているパーツ、鉛の入った塗料など有害物質で上塗りされた物を使ってはいけない。床、壁、天井の表面はなめらかで、よく手入れされており、また、掃除がしやすくなければならない。床は打ちはなしのコンクリートでなく、ひびが入ったりせず、湿気やすきま風が入り込まず、木がささくれ立っていないようにする。滑りやすいカーペットをしくあるいは、電話や電気の差込口を付けないようにする。カーペットは清潔で、手入れの行き届いた、難燃性で無害な製品にする。窓のブラインドのひもに、子どもの手が届かないようにする。

７．屋外の遊びと遊具、プール

　子どもの大きなけがは主に屋外の遊び場で起きている。けがを予防するために、屋外遊びをより安全なものにしなければならない。地面との間がわずか10cm 程度で、高さ 1.2m 以上のフェンスや（生け垣のような）自然の柵で、

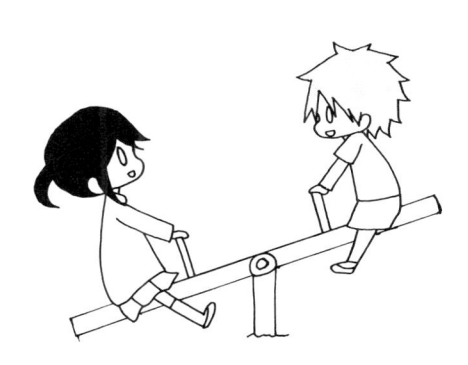

遊び場が囲まれているか確認すること。フェンスには小さな子どもの手が届かないところに掛けがねの付いた門が少なくとも2箇所あった方がよい。

　また、遊び場は清潔で安全でなければならない。破片が転がっていたり、遊具が傷んでいたり壊れていたり、有毒な植物が植えてあったり、その他、けがの原因になるようなものを置いたりしてはいけない。土壌に有害な化学物質や毒物が含まれていると思われるようなときは、検査をしてもらう。

　屋内の場合と同じように屋外でも、角の尖った物、釘やボルトの突き出た物、ゆるんでいたり、錆びているパーツ、飲み込んでしまいそうな小さいパーツ、鉛入り塗料のような有害な物質で上塗りされた物等は使用してはならない。穴や使ってはいない井戸は埋めるか、しっかり蓋をしておく。

　また、遊び場は水はけがよく、水たまりができないようになっていなくてはならない。日向と日陰の両方があるとよい。落ちた時のクッションになるように、上り棒やぶらんこの下や周りは砂やおがくずのような弾力のあるもので覆う。

　プールや池などは、地面との間がわずか10cm程度で、高さ1.5m以上のフェンスで囲う。掘り込み式のプールは、幅1.2mにわたって、滑らないように表面を加工しておく。使わないときはプールにカバーをかけておく。水浴びしたり泳いだりするプールの水は、pH7.2〜8.2に調整する（水実検査キットはプール用品を扱っている店で買うことができる）。水温は27.8℃〜33.8℃に保つ。

　持ち運びできる小さなビニールプールは使ってはならない。濾過システムが無い為、細菌の繁殖にはもってこいの環境である。ビニールプールの代わりに、スプリンクラー、ホース、ウォーター・テーブルなどを使うようにする。

8．小物と小さなおもちゃ

　小さな物と、小さなパーツからできているおもちゃが、子供に危害を与える

ことがある。次のようなおもちゃは、4歳以下の子供の手の届くところに置かないようにする。

・コイン
・ビー玉、おはじき
・ビニール袋や発泡スチロール製の物
・ゴム風船
・安全ピン
・直径3cm、長さ6cm以下のおもちゃや、そのサイズのパーツに分解できるようなおもちゃ
・先の尖った物や、縁が鋭利な物

9．武器

　銃弾やBB銃（弾が入っていようといまいと）を含め、保育施設内では、武器、矢、おもちゃのピストルを所持してはいけない。大けがをしたり死亡することがある為である。家庭的な小規模な施設の場合には、家人の個人的な武器は、子供が近寄らない、保育現場から離れた場所に、弾を抜いて、鍵をかけて保管しておく。

10．水温

　清掃、殺菌、食器の消毒、洗濯物の消毒には、最低でも48.8℃のお湯が必要であるが、もっと高温のお湯（48.8℃以上）は子どもには危険である。軽いやけどの原因は、主に蛇口から出るお湯である。この手の事故に一番遭いやすいのは、5歳未満の子どもである。54.4℃の熱湯ではやけどをするのに30秒し

かかかりません。わずか5.6℃低い48.8℃なら、やけどをするまでに2分かかる。2分間あれば、子供をお湯から遠ざけるのに十分である。

このようなやけどは「やけど防止機能付き」の蛇口をつけることによって予防することができる。この蛇口には温度調節バルブが内蔵されており、バルブのサーモスタットを一定の範囲に設定することができる。新しい施設には、このやけど防止機能付き蛇口をすべてに取り付けることを義務付けている州もある。子どもの使用する流しや洗面設備にはこの蛇口を取り付けておくとよい。蛇口の取り付けには水道屋を頼まなければならないかも知れない。水温は48.8℃以下に設定してもらう。

7のところで触れたが、水浴びや水泳用プールの水温は27.8℃〜33.8℃の間に保つようにする。

11. 熱と紫外線の影響

大人に比べて子どもは**熱**と太陽光線の影響を受けやすい。子どもは水分を失うのも早く、脱水状態になったり、熱射病になったりする。また、敏感な肌は太陽の紫外線で簡単にやけどしてしまう。物の表面、特に太陽で熱された金属の表面でやけどすることもある。子どもの時に有害な太陽光線の影響を受けると、後になって皮膚ガン等になったりする。熱や太陽から身を守るには次のことに気を付ける。

・一番暑い時間帯（午前10時〜午後2時）には屋外での活動時間を制限する。
・太陽の下で数分以上過ごすときは、親にSPF（日焼け防止の要素）15以上の日焼け止めを用意してもらう。
・屋外で遊んでいる間は、飲み物を用意しておく。
・屋外での体験学習のように、長時間太陽を浴びるようなときは、太陽光線か

ら身を守るための服装をさせる。帽子、サンバイザー、長袖シャツとズボン、日焼け止め等は敏感な肌を日焼けから守ってくれる。

12. ペット

自宅で子どものケアをしている保育者の多くはペットを飼っている。ペットは子どもの素晴らしい友達になることができる。ペットは子どもやその他の人たちの愛情や優しさといった精神的なニーズを満たすことができる。また、ペットの世話をすることによって、子供たちは他者への接し方と他者に対する責任を学ぶことができる。しかし、子どもの健康と安全を守るために、次のガイドラインに従うようにする。

・屋外・屋内を問わず、ペットをどこで飼おうが大事なことは、それが健康で病気がないこと、また子供に慣れていること。
・犬や猫はきちんと予防接種を受け（獣医で確かめる）、ノミ、ダニ、回虫を駆除しておく。予防接種証明書は安全な場所に保管しておく。
・ペットの居場所はいつも清潔にしておく。排泄物はすぐに処理する。ごみ箱は子どもの手の届かないところに置く。
・子供がペットと遊んでいるときは、いつも必ず保育者が付き添うようにする。
・ペットとの接し方を子どもに教える。ペットをからかったり、ペットの食事を取り上げたりしてはいけないことを教える。ペットの口、くちばし、爪に、子どもが顔を近づけないようにする。
・施設内でペットを飼っている場合は、入所の前、親にその旨を伝える。中にはアレルギーのある子もいるので、他の施設を探さねばならないこともある。

・ペットやペットの物を触った後はよく手を洗わせる。

・どのハ虫類もサルモネラ菌を持っているので、カメやイグアナのような、子どもが触れる小さなハ虫類から簡単にサルモネラ菌が移ってしまう。イグアナやカメは保育施設のペットとしては不適当である。

・ペットの中でも特に「海外産の」ペット（ある種のカメ、イグアナ、毒ヘビ、クモ、熱帯魚など）は、保育施設には不向きである。飼っているペットが子どもに適当かどうかはっきりしないときは獣医に相談する。保育施設のペットに関する規則やアドバイスが必要なら地元の衛生局に問い合わせるとよい。

　乳幼児の死亡原因は年度により変わることもあるが、近年はほぼ以下のようである。（平成 25 年）

表 17-1　乳幼児の死亡原因

	第 1 位	第 2 位	第 3 位
0 歳	先天異常	呼吸障害	SIDS
1～4 歳	先天異常	不慮の事故	悪性新生物
5～9 歳	不慮の事故	悪性新生物	肺炎

先天異常：先天奇形、変形及び染色体異常、SIDS：乳幼児突然死症候群

- -

小テスト：次の文章の表記の正しいものに○を誤っているものに×をつけなさい。

1．保育施設への送迎バスの運転者は、保育者の一人と考えてよい。

2．紫外線の多い時期は、午前 10 時～午後 2 時には屋外での活動時間を制限する。

3．階段が 3 段以上ある場合は、両側に手すりをつけるとよい。

引用：子どもの健康と安全を守るための ABC ―米国 CDC によるガイドライン

　　　Cynthia M. Hale 著

第18章 母子保健対策と保育

> この章のねらい
>
> 　この章では、子どもたちを健やかに育てるために、行政がどのようなサービスを行っているかを学ぶ。子どもたちを健やかに育てるためのサービスを実行するために、行政組織（例えば、厚生労働省の中に雇用均等・児童家庭局が設置されており、母子保健課が実際の母子保健対策を所管しているなど）とその裏付けとなる法律（母子保健法、児童福祉法など）が制定されている。

1．国と地方自治体のしくみ

　国　　：厚生労働省

　　　　　雇用均等・児童家庭局　　　母子保健課

　地方自治体　：

　都道府県：健康関連部局

　市町村・特別区：健康福祉関連部局

　実際の母子保健の行政サービスを行っているのは、市町村と保健所である。その他の関係機関として、児童相談所と福祉事務所がある。

2．主な母子保健行政サービス

　①妊娠の届出と母子保健手帳の交付（市町村）

　妊娠した女性は、すみやかに市町村長に届出をしなければならなく、届出を

した女性に対して母子保健手帳が交付される。（母子保健法）

②妊産婦と乳幼児に対する母子保健事業

　A．母子保健相談指導事業

市町村は、妊産婦やその配偶者と乳幼児の保護者に対して、妊娠、出産、育児についての保健指導を行っている（母子保健法）。実際には、新婚学級、両親学級、学級などが行われている。

　B．家庭を訪問して行う保健指導事業

市町村長は、保健指導を必要である妊産婦、新生児（出生後0日〜28日）、未熟児（身体の発育が未熟のまま出生した乳児であって、正常児が出生時に有する諸機能を得るまでのもの）に対して、助産師、保健師による訪問指導を行う。

　C．乳幼児全戸訪問事業：こんにちは赤ちゃん事業（市町村）

乳児を育てているすべての家庭を、保健師、保育士、母子保健推進員、児童委員などが訪問して、子育て支援をする事業である。（児童福祉法）

　D．育児等健康支援事業（市町村）

市町村が、次世代育成支援対策交付金により行う事業である。育児等健康支援事業には、地域活動事業、母子栄養管理事業、乳幼児の育成指導、出生前小児保健（プリネイタルビジット）事業、出産直後ケア事業、健全母性育成事業、乳幼児健診における育児支援強化事業がある。

　E．生涯を通じた女性の健康支援事業（都道府県、指定都市、中核市）

不妊専門相談センターでの相談や女性の生涯を通じた健康教育・相談事業を

行う。

F.　食育等促進事業（都道府県、市町村）

子どもの栄養改善や食を通じた心の健全育成（食育に関する事業）、思いやりのある行動がとれるようにし、望まない妊娠をなくすための思春期におこる問題に関する理解の促進（思春期に関する事業）、安全で満足のできるお産に関する知識の普及（いいお産に関する事業）などにより、子どもの健康と安心・安全を確保する。

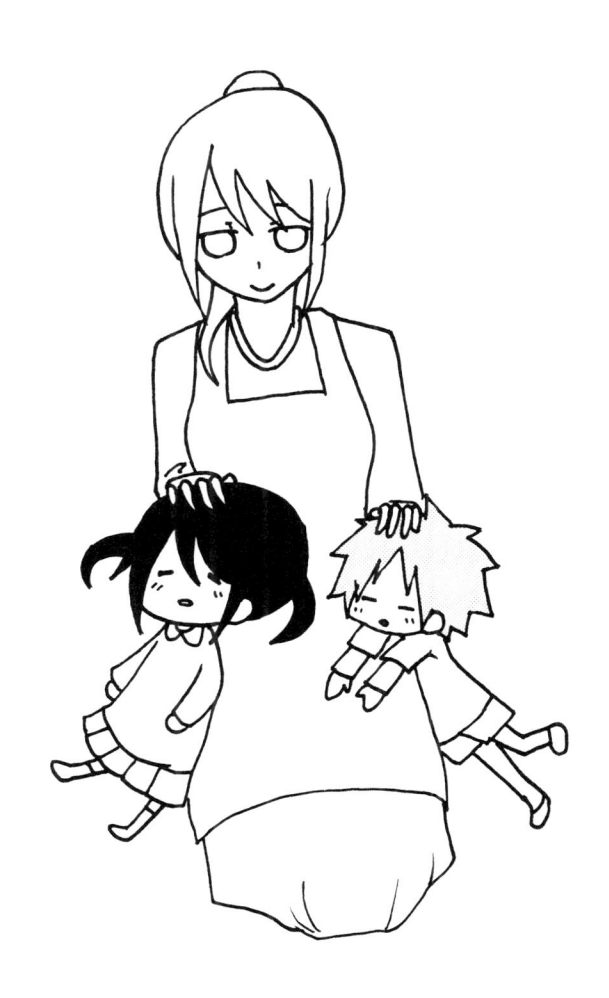

G．年長児童の赤ちゃん出会い・ふれあい・交流事業（市町村）

小学校高学年、中高生を対象として、赤ちゃん講座などの事前学習を行った後、直接、乳幼児とふれあう事業である。

H．妊産婦ケアセンター運営事業（都道府県）

入院を必要としない程度の体調不良（産後うつ病など）の妊産婦を対象に宿泊型（デイケアも含む）のサービス（母体ケア、乳児ケアなど）を提供する事業である。

３．妊産婦と乳幼児の健康診査
　（市町村、市町村から委託された医療機関）

A．妊産婦健康診査（市町村から委託された医療機関）

妊産婦の健康の保持促進と異常の早期発見・早期治療を目的として行われている事業である。（母子保健法）

B．乳幼児健康診査（市町村、市町村から委託された医療機関）

乳幼児の健康を保ち増進させること、病気の早期発見、養育者支援のために実施されている。2005 年からは、発達障害者支援法の施行に伴って、発達障害の早期発見に努めることとされている。

１歳６か月健康診査（市町村）

歩行や言語発達などの評価上大切な１歳６か月児を対象に実施される。**精神運動発達**の障害、視聴覚障害を持った子どもを早期に発見し、適切な指導を行う共に、基本的生活習慣の自立、むし歯の予防、子どもの栄養、育児についての指導を行う。

３歳児健康診査（市町村）

　保健、医療の対応の有無がその後の子どもの成長・発達に影響を及ぼす３歳児を対象に実施される。精神運動発達の障害、視聴覚障害を持った子どもを早期に発見し、適切な指導を行う共に、基本的生活習慣の自立、むし歯の予防、子どもの栄養、育児についての指導を行う。３歳児健康診査では、子どもの腎臓病の早期発見のために検尿を行う。

　その他の乳幼児健康診査

　生後３〜６か月健康診査（市町村から委託された医療機関）

　股関節脱臼、先天性心臓疾患の早期発見、離乳などの生活指導、予防接種の指導などを目的としている。

　生後９〜11か月健康診査（市町村から委託された医療機関）

　精神運動発達の遅れの早期発見、離乳などの生活指導、予防接種の指導などを目的としている。

C.　新生児聴覚検査（産科医療機関）

　聴覚障害を早期に発見し、適切な措置が講じられるように実施されている。産科入院中に自動聴性脳幹反応（AABR）などにより検査を行う。自動聴性脳反応（AABR）などで異常が認められた時は、専門医療機関で精密検査がなされ、聴覚障害の診断がつくと治療や補聴器の装用などの療育指導がなされる。

D.　先天代謝異常症のマススクリーニング検査（都道府県と市町村）

　すべての新生児を対象として、足底からの採血によって、現在フェニールケトン尿症、ホモシスチン尿症、メープルシロップ尿症、ガラクトース血症、先天性甲状腺機能低下症（クレチン症）、先天性副腎皮質過形成症の６つの病気

がスクリーニングされ、異常が認められれば、専門医療機関で精密検査がなされ、診断がつくと治療がなされている。（第14章参照）

E.　B型肝炎母子感染防止事業（都道府県と市町村）

　B型肝炎ウイルスを持つ妊婦から出生した子どもへの母子感染を防ぐことを目的としている。1995年よりすべての妊婦にHBs抗原検査が公費で行われている。HBs抗原検査陽性の妊婦から出生した子どもは、HBIG（HB抗体）とHBワクチンによって母子感染を予防する。

４．子どもの療養援護

A.　子どもを対象とした医療費公費負担制度（都道府県など）

　未熟児養育医療（母子保健法：身体の発育が未熟のまま出生した乳児であって、正常児が出生時に有する諸機能を得るに至るまでの者を対象）、**小児慢性特定疾患治療研究事業**（児童福祉法：小児慢性特定疾患11疾患群514疾患に罹患している者を対象）、**自立支援事業**（旧育成医療：身体に障害を有する者、またはこれを放置すると将来障害を残すことが認められる者で、手術等によって障害の改善が見込まれる者を対象）などがある。

B.　小児慢性特定疾患日常生活用具給付事業（市町村）

　小児慢性特定疾患の子どもに対して、特殊寝台などの日常生活用具を給付する事業である。

C.　特定不妊治療費助成事業（都道府県、指定都市、中核市）

　特定不妊治療（体外受精および顕微授精）以外の治療によっては妊娠の見込みがないかまたは極めて少ないと医師に診断された戸籍上の夫婦を対象に治療

費用の一部を助成する。

5．医療対策など

A．子どもの心の診療拠点病院推進事業

　さまざまな子どもの心の問題、児童虐待、発達障害を持つ子どもの抱える問題に対処するために、都道府県における拠点病院を中心として、医療機関や保健福祉機関が連携する支援体制を推進する事業である。

B．病児・病後保育事業（市町村）

　保護者が就労している場合など、子どもが病気の際に自宅での保育が困難な時、病院、診療所、保育所などに付設された専用スペースにて病気あるいは病後の子どもを一時的に保育するまたは通常保育中に体調不良となった子どもを自園の医務室などで対応を行う事業である。

◆◆◆◆◆◆◆◆◆◆◆◆◆◆◆◆◆◆◆◆◆◆◆◆◆◆◆◆◆◆◆◆◆◆◆◆◆◆

小テスト：次の文章の表記の正しいものに○を誤っているものに×をつけなさい。

1．子どもを対象とした医療費公費負担制度には、小児慢性特定疾患治療研究事業などがある。
2．1歳6ヶ月健診では、発達障害の早期発見はできない。
3．育成医療は、自立支援事業と改名された。

わかりやすい子どもの保健
小テスト　解答集

第2章

1．○：（p7）

2．○：（p8）

3．×：シナプス密度の最も多い時期は、乳児期である。（p11）

第3章

1．×：仰向けに寝せて測定する。（p17）

2．×：3パーセンタイル未満である。（p19）

3．○：身長と体重曲線を比べる。例えば、身長の伸びと比べ体重の伸びが急激となったならば、肥満傾向と考えられる。（p21）

4．○：（p17）

5．×：1歳〜1歳半である。（p17）

6．×：約50cmである。（p17）

7．○：この子どもの身長は低身長に近いが、その伸び（成長率）には問題がないと考えられる。（p21）

8．×：4歳ころ。（p17）

9．×：3ヶ月頃。（p16）

10．○：（p17、p28）

第4章

1．×：脈拍、呼吸、体温、血圧の4つを指す。（p27）

2．×：多い。（p30、p31）

3．○：（p28）

4．×：37.5℃以上である。（p28）

5．○：（p32）

6．○：（p32）

7．×：腋窩（腋の下）、乳幼児の口腔内に体温計のようなとがったものを入れてはいけない。（p28）

8．×：脈拍は動脈にだけある。一方、静脈には弁があり逆流を防ぎ、筋肉運動等で流れている。（p30）

9．○：（p29）

10．×：低い。（p31）

第5章

1．次の文は、子どもの健康に関する情報の収集についての記述である。適切な記述の組み合わせを一つ選びなさい。

A　子どもから、ことばによって情報収集できる場合は、保護者からの情報は不要である。……子どもからだけでは、量・質ともに不十分で、正確でない場合もある。

B　親はどんな場合でも祖父母より重要な情報源である。……親が言いにくい場合や、気づいていない内容もある。

C　子どもの示す様々な訴えや仕草は重要な情報である。……正しい

D　情報の内容と同時に、収集時の状況も重要な情報である。……表情や伝え方など重要なことがある。……正しい

E　情報収集、分析にあたっては、自分の考え方や価値観にとらわれないようにする。……先入観は持たない。・・・正しい

（組み合わせ）　1　A　B　C　　　　2　A　C　D　　　　3　B　C　E
　　　　　　　　4　B　D　E　　　　5　C　D　E

以上より5

２．バイタルサインはどれか。２つ選べ。

　１．呼吸　　　　２．体温　　　　３．食欲　　　　４．排泄　　　　５．睡眠

　バイタルサインは、体温・呼吸・脈拍・血圧であるので、１と２

３．次の文は、子どもの保健に関する保育士等の役割についての記述である。
　　適切な記述の組み合わせを一つ選びなさい。

　A　よい保育を行うためには、保育士自身が健康であることが大切である。
　　　……体調が悪いと不注意からミスが起こり易い。適切である

　B　子どもの健康に問題がないか確認するためには、毎日の健康観察が重要
　　　である。……変化、異常に気付くためには、いつもの状態を知っている
　　　必要がある。適切である

　C　適切な予防接種の内容や時期について、保護者にアドバイスする。……
　　　保育士に求められる項目である。適切である

　D　子どもの発熱時には、できるだけすみやかに解熱剤を飲ませる。……す
　　　ぐに解熱剤を使うことはない。観察と場合によるクーリングである。不
　　　適切である

　E　幼児の健康に関しては、健康診査や予防接種、医療機関の受診が大切で
　　　あり、まだ幼児自身への健康教育は必要ない。……幼児になれば、手洗
　　　いやうがい等健康教育を行っていく。不適切である

　F　発疹のある子どもも、発熱がなく元気が良いときは通常の保育を行って
　　　よい。……感染性の疾患も考えられる野毛隔離し置く必要がある。不適
　　　切である

　以上より。適切な組み合わせは、ABC で１となる。

（組み合わせ）　１　A　B　C　　　　２　A　B　F　　　　３　A　B　E
　　　　　　　　４　B　C　F　　　　５　C　D　E

第6章

１．○：麻疹に罹患すると終生免疫がえられ、罹患後は再感染することはほとんどないと考えられている。（p40～43）

２．○：乳児では免疫力が未発達のため結核菌が肺全体に広がり、栗粒のような陰影を胸部レントゲン写真にて見られることがあるので注意が必要である。（p51～52）

３．×：食中毒の中でも、ノロウイルス感染症などは吐物が空中に飛散し感染が広がることがあるため、免疫力が弱い乳幼児、高齢者などでは、医師の判断により登園、登校停止の対象となることがある。（p42　表内参照）

４．×：麻疹では、通常発熱時に口腔粘膜に白い点状のコプリック斑が認められる。（p52、p55）

５．○：表7－1参照。（p53～54）

６．○：発疹が消失したら登校できる。表7－1参照。（p53～54）

７．○：細菌性下痢の場合は、多くは腸内で毒素を出すため、ウイルス性下痢より症状が強く、粘血便・腹痛・嘔吐などが認められることがある。（p47、p50～p51）

８．×：溶連菌感染症で治療が遅れたり治療が不適切な場合には、リウマチ熱・急性糸球体腎炎を合併することがある。早期診断と適切な抗生物質による治療が大切である。（p49～p50）

第7章

１．×：IgE（p55）

２．×：大豆を落花生に変える。（p67）

３．○：（p68、p70）

４．×：ぜいぜいが小さくなったときには、回復してきた場合と、より重くなって、呼吸不全になっている場合があり注意を要する。（p70）

138

第 8 章

1．○：（p65）

2．×：5 年後生存率は 90％以上である。（p65）

3．○：（p66）

第 9 章

1．×：ファローの四微症は、右⇒左シャントのため、チアノーゼを伴います。（p69）

2．○：川崎病の合併症としては、冠動脈瘤を起こすことが最も心配されます。（p71）

3．×：子どもの細気管支炎は、呼気性端鳴を伴って、しばしば呼吸困難を起こします。（p73）

第 10 章

1．×：知的障害である。（p76）

2．×：皮下注射（p76）

3．×：インスリン（p76）

4．×：2 型糖尿病である。（p75）

5．×：けいれん時には意識がなく、窒息の可能性があり、口の中にタオルなどを入れてはいけない。（p76〜p78）

6．×：てんかんではない。（p77）

7．×：6 か月〜5 歳（就学前）である。（p77）

第 11 章

1．○：（p80）

2．×：子どものネフローゼ症候群は、2 〜 6 歳で発症することが多い。

（p81～82）

3．○：（p81）

第 12 章

1．×：臨時摂取を任意接種に変える。（p84）

2．○：（p84、85）

3．×：生後 12～24 か月未満と 5～7 歳（小学校就学前 1 年以内）（p85）

4．×：4 週間あけた後。（p85）←今は書かれていない。

5．○：（p86）

6．×：マスク（p86）

第 13 章

1．○：（p87）

2．×：尿糖検査で、糖尿病を見付けることができる。（p92）

第 14 章

1．×：育児用ミルクは 70℃ 以上で調乳する。（p96）

2．×：離乳食開始前に果汁は与えなくてよい。（p96）

3．○：（p97）

第 15 章

1．×：保育室の夏の至適温度は、19～24℃ である。（p108）

2．○：（p108）

3．×：おもちゃは、子どもが使用後、洗って日光による紫外線消毒を行う。
（p111）

第16章

1．○：（p115）

2．○：（p114）

3．×：児童福祉施設に入所する子どもの健康診断は、入所時および少なくとも１年に２回は行わなければならない。（p113）

第17章

1．×：保育資格のある人物が保育施設への送迎バスを運転する場合、保育者としては数えない。（p118）

2．○：（p124）

3．○：（p120）

第18章

1．○：（p132）

2．×：早期発見するために行う。（p130）

3．○：（p132）

索　引

あ

悪性腫瘍　63
悪性リンパ腫　66
アセトン血性（周期性）嘔吐症　5
遊び食い　97
アトピー性皮膚炎　62
アナフィラキシー　57
アナフィラキシーショック　56
アミノ酸代謝異常　89
アレルギー性紫斑病　64
1歳6か月健康調査　130
インスリン　75, 76
ウィルムス腫瘍　66
エピペン　58～60
エントレインメント　7～9

か

回復体位　77, 78
カウプ指数　20
川崎病　71
換気　108
感染症　83
感染経別路の感染予防　116
気管支炎　73
気管支喘息　59
給食嫌い　103
急性糸球体腎炎　80
胸囲　17
空気感染　40
空気漏出症候群　72
クラウス博士　8
経口感染　44
けいれん　78
血圧　31

欠食　98
血友病　64
ケネル博士　8
健康診断　113
抗ウイルス薬　43
甲状腺機能亢進症　76
甲状腺機能低下症　76
口内炎　45
ゴールデンエイジ　12
呼吸　29
呼吸窮迫症候群　71
孤食　99
子供の肥満　101
コプリック班　43
コンラッド・ローレンツ　7

さ

至適温度　108
細気管支炎　73
鎖肛　80
紫外線　124
事故防止　117
湿度　108
児童福祉施設　113
シナプスの可塑性　12
シナプスの密度　12
脂肪酸代謝異常　87
出生時体重　16
上気道炎　72
小泉門　17
消毒　111
小児慢性腎不全　82
小児慢性特定疾患治療研究事業　132
食事アレルギー　103
食物アレルギー　55

ショック　56, 57
自立支援事業　132
神経性食欲不振症　104
神経芽細胞腫　66
心室中隔欠損　68
新生児一過性多呼吸　72
身長　17
心房中隔欠損　69
水温　123
髄膜炎　44
スキャモン　24
生活習慣病　95
精神運動発達　130
清掃　109
成長　15
成長ホルモン分泌不全性低身長症　76
生理的体重減少　16
咳　43
接触感染　83
先天性食道閉鎖症　79
先天性風疹症候群　43
臓器別発育曲線　24

た

ダイエット　100
体温　28
体格指数　20
代謝　74
体重　16
帯状疱疹　55
大泉門　17
胎便吸引症候群　72
太陽光線　124
タンデムマススクリーニング法　87
胆道閉鎖症　80

チアノーゼ　69, 70
腸重積症　80
ツベルクリン反応　52
手洗い　115
定期接種　84
手すり　119
鉄欠乏性貧血　63
手袋　114
てんかん　77
頭囲　17
糖尿病　95
動脈管開存　698
特発性血小板減少性紫斑病　64
吐物　114

な

乳汁栄養　96
泣き入りひきつけ　77
乳幼児健康診査　130
任意接種　84
熱　124
熱性けいれん　76
ネフローゼ症候群　81
脳腫瘍　66
脳性まひ　77

は

パーセンタイル法　18, 19
肺炎　73
排泄物　114
バイタルサイン　27
白色便下痢　47
発育　15
発育（成長）曲線　20
白血病　65
発達　15
母と子の絆　8
肥厚性幽門狭窄症　79
ビタミンK欠乏　69
飛沫感染　40
肥満　101

肥満度　22
標準的感染予防対策　115, 116
ヒルシュスプルング病　79
ファロー四微症　69
フェニルケトン尿症　87〜89
ペット　125〜126
ベビーシェマ　7
ベビースキーム　7
ベロ毒素　50
偏食　97
保育現場　117
母子健康手帳　20
母子保健対策　127

ま

慢性糸球体腎炎　81
脈拍　30
無酸素発作　69
むら食い　98
メタボリック症候群　95
メープルシロップ尿症　89
免疫　32, 83
網膜芽細胞腫　67

や

有機酸代謝異常　87
溶血性尿毒症症候群　64
養護放棄　95
予防接種　84
予防接種法　83

ら

離乳食　96
療育　78
ローレル指数　22

A. B. C. ...

A群β溶血性連鎖球菌　50
BMI　20

EBウイルスの感染症　46
IgE　57
IgE抗体　55, 57
MRワクチン　43
SDスコア法　19

監修

米山　岳廣

　大正大学文学部社会学科卒。1973 年大正大学カウンセリング研究科修了。鶴見大学女子短期大学部准教授を経て、武蔵野大学名誉教授

執筆者

宮本　茂樹

　千葉大学医学部卒　千葉県こども病院内科部長などを経て、現在聖徳大学・短期大学部教授

所　　敏治

　東京慈恵会医科大学卒　東京慈恵会医科大学小児科准教授を経て、現在聖徳大学　名誉教授

宮川　三平

　東京慈恵会医科大学卒　日野市立病院副院長などを経て、現在聖徳大学児童学部児童学科　教授

イラスト担当

原　　実由貴

　元聖徳大学短期大学部総合文化学科　デザイン・インテリアブランチ

久志田　知会美

　元聖徳大学短期大学部総合文化学科　デザイン・インテリアブランチ

わかりやすい子どもの保健　新カリキュラム対応

2019 年 4 月 25 日　初版発行

監修者　米山岳廣
発行者　鈴木康一

発行所　株式会社文化書房博文社
〒 112-0015　東京都文京区目白台 1-9-9
電話　03（3947）2034　振替　00180-9-86955
URL http://user.net-web.ne.jp/bunka/

印刷・製本　モリモト印刷

乱丁・落丁本はお取替えいたします。
ISBN 978-4-8301-1314-7　　C0036